Lesenswert,

bevor Sie

Pflegehelfer/in

auf der

Intensivstation

werden.

MARTIN STERLING

Inhaltsverzeichnis

« *Wiederbelebung ist nicht nur eine medizinische Wissenschaft, sondern die Kunst, die Hoffnung wieder aufleben zu lassen, wenn alles verloren scheint.* »

EINFÜHRUNG

Die Rolle der Pflegekraft
auf der Intensivstation

Die Pflegekraft auf einer Intensivstation ist ein wichtiges Glied in der medizinischen Versorgungskette. Ihre Anwesenheit auf der Intensivstation ist mehr als nur eine Ansammlung technischer oder administrativer Aufgaben; sie ist das pulsierende Herz der Station und spielt eine zentrale Rolle zwischen dem Patienten, seiner Familie und dem medizinischen Team. In einer Umgebung, in der das Leben manchmal direkt neben dem Tod steht und in der jede Sekunde den Unterschied ausmachen kann, steht der Pfleger wie ein Leuchtturm, der Stabilität und Menschlichkeit in all dem Trubel garantiert.

Wenn man eine Intensivstation betritt, kann man leicht vom Lärm der Maschinen, den ständigen Alarmen und dem ständigen Ballett der Ärzte und Pfleger überwältigt werden. Hinter diesem Schleier aus Technik wacht jedoch der Pflegehelfer. Er ist derjenige, der beobachtet, der zuhört, der fühlt. Seine technischen Fähigkeiten sind unbestreitbar: das Messen der Vitalwerte, die Hilfe beim Transfer, das Management der Atemwege oder auch die Hygienepflege. Aber darüber hinaus ist der Krankenpflegehelfer der Hüter des Wohlbefindens des Patienten, indem er auf dessen Komfort, Würde und Sicherheit achtet.

Der Pflegehelfer stellt oft den ersten menschlichen Kontakt mit dem Patienten und seiner Familie her. In einer Welt voller Schläuche, Drähte und Maschinen ist er die beruhigende Hand, die sich ausstreckt, der einfühlsame Blick, der sich kreuzt, die sanfte Stimme, die erklärt. Er ist es, der die nonverbalen Zeichen eines intubierten Patienten entschlüsselt, der Beschwerden oder Schmerzen erkennt, bevor sie zu einem größeren Problem werden.
Die Intensivstation ist eine Welt, in der die Emotionen hochkochen, in der Hoffnung und Angst ständig tanzen.

Der Pfleger wird zum Träger dieser Emotionen, nicht nur, indem er sie selbst spürt, sondern auch, indem er andere durch sie hindurch begleitet. Er ist oft Zeuge kleinerer Siege, wie z. B. wenn ein Patient wieder selbstständig atmen kann, oder trauriger Momente, wie z. B. beim Verlust eines geliebten Menschen.

Außerdem arbeitet der Pflegehelfer auf einer Intensivstation nie allein. Sie arbeitet eng mit Krankenpflegern, Ärzten und dem gesamten Pflegeteam zusammen. Diese Zusammenarbeit ist entscheidend, um eine optimale Versorgung des Patienten zu gewährleisten. Jeder trägt seinen Teil zum Gebäude bei, und der Pflegehelfer ist der Kitt, der diese Steine miteinander verbindet und für Kohärenz in der Pflege und in der Kommunikation sorgt.

Der Intensivpflegehelfer ist nicht nur ein Ausführer medizinischer Aufgaben. Er ist der Hüter der menschlichen Seite der Intensivstation, das Bindeglied zwischen Patient und Medizin, das Herz, das im Zentrum des Sturms schlägt. In einem Universum, in dem sich Technologie und Menschlichkeit kreuzen, ist seine Rolle unersetzlich.

Warum dieser Leitfaden : das Bedürfnis nach Realität hinter der Theorie

Die Medizin ist in ihrem Kern eine Wissenschaft. Sie beruht auf gesammeltem Wissen, rigoroser Forschung und bewährten Protokollen. Die medizinische Praxis, insbesondere die Intensivstation, ist jedoch sowohl eine Kunst als auch eine Wissenschaft. In dieser Lücke zwischen Theorie und Praxis findet dieser Leitfaden seine Daseinsberechtigung.

Medizinische Handbücher sind voll von Informationen über Techniken, Pathologien und Behandlungen. Sie beschreiben das Wie und Warum, aber sie vermitteln oft nicht das Gefühl, die spürbare und greifbare Realität des Alltags auf der Intensivstation. Dieses Handbuch möchte diese Lücke schließen und bietet einen tiefen Einblick in das reale Leben eines Intensivpflegers, das von ständigen Herausforderungen, Momenten der Freude, der Trauer, der Hoffnung und der Verzweiflung geprägt ist.

Die Theorie ist zwar entscheidend, kann einen Menschen aber nicht darauf vorbereiten, wenn er zum ersten Mal mit einem Patienten mit Atemnot konfrontiert wird, oder auf den Schmerz, eine trauernde Familie trösten zu müssen. Sie kann auch nicht lehren, wie man mit der Müdigkeit nach einer langen Schicht umgeht oder wie man das Gleichgewicht zwischen dem Bedürfnis, sich um andere zu kümmern, und dem Bedürfnis, sich selbst zu versorgen, findet. Es ist die Realität, die diese Lektionen einprägt, und diese Realität möchte dieser Leitfaden teilen.

Darüber hinaus ist jede Intensivstation, jedes Team und jeder Patient einzigartig. Die Herausforderungen, denen sich ein Pfleger in einem Landkrankenhaus gegenübersieht, können sich grundlegend von denen in einer großen Universitätsklinik unterscheiden. Daher hofft dieser Leitfaden, durch den Austausch verschiedener Erfahrungen und Perspektiven eine globale Sicht zu vermitteln, während er gleichzeitig die Nuancen und Besonderheiten jedes Kontextes hervorhebt.

Schließlich soll dieser Leitfaden auch ein Begleiter für neue und erfahrene Pflegehelferinnen und Pflegehelfer sein. Für den Neuling bietet er einen Einblick in das, was ihn erwartet, eine mentale und emotionale Vorbereitung auf die Realität vor Ort. Für den Erfahrenen bietet er eine Gelegenheit zur Reflexion, eine Chance, seine eigenen Erfahrungen aus einem neuen Blickwinkel zu betrachten und vielleicht neue Wege zu entdecken, mit vertrauten Situationen umzugehen.

So soll dieser Leitfaden die traditionellen medizinischen Lehrbücher nicht ersetzen, sondern vielmehr ergänzen, indem er der Wissenschaft der Wiederbelebung eine menschliche Dimension hinzufügt. Denn letztlich ist es diese Menschlichkeit, die Fähigkeit zu verbinden und zu pflegen, die im Mittelpunkt der Rolle des Pflegers steht.

Kapitel 1

HINTERGRUND UND GRUNDLAGEN

Geschichte der Intensivstation

Die Intensivstation ist ein relativ junges medizinisches Fachgebiet, doch die Wurzeln ihrer Praxis reichen Jahrhunderte zurück. Es ist die Geschichte einer unaufhörlichen Suche der Menschheit nach der Überwindung der schmalen Grenze zwischen Leben und Tod, eine Geschichte, die von Fortschritten, Irrtümern, Triumphen und Tragödien geprägt ist.

Zu Beginn konzentrierten sich die Wiederbelebungsversuche auf die Wiederaufnahme der Atmung. Die alten Ägypter benutzten Schläuche, um Luft in die Atemwege von Verstorbenen zu blasen, in der Hoffnung, sie so wieder zum Leben zu erwecken. Alte Gesellschaften wie Griechenland und Rom dokumentierten Methoden, um Ertrinkende "wiederzubeleben", u. a. indem sie sie so positionierten, dass das Wasser aus ihren Lungen entwich, und dann rhythmischen Druck auf ihren Brustkorb ausübten.

Im mittelalterlichen Europa entwickelten sich strukturiertere Methoden. Die Henker wurden paradoxerweise manchmal gerufen, um zu versuchen, die Gehängten wiederzubeleben. Techniken wie das Erwärmen des Körpers, kräftiges Reiben und die Verabreichung von Tabakrauch durch das Rektum wurden häufig angewandt. Im 18. Jahrhundert wurden die ersten Wiederbelebungsgesellschaften gegründet, die sich hauptsächlich auf die Rettung von Ertrinkenden konzentrierten. Methoden wie die Mundbeatmung oder die Verwendung von manuellen Luftglocken wurden üblicher.

Die technischen Entwicklungen des 20. Jahrhunderts haben die Wiederbelebung grundlegend verändert. Die Einführung von Defibrillatoren in den 1950er Jahren ermöglichte die Intensivstation von Patienten mit tödlichen

Herzrhythmusstörungen. Die Entwicklung der mechanischen Beatmung revolutionierte hingegen die Behandlung von Patienten mit Atemnot.

Das moderne Konzept der Intensivstation (ICU) entstand in den 1960er Jahren und bot einen eigenen Bereich für Patienten, die eine kontinuierliche Überwachung und Pflege benötigten. In dieser Zeit wurden auch die Techniken der kardiopulmonalen Intensivstation (CPR) formalisiert und die ersten standardisierten Protokolle erstellt.

An der Schwelle zum 21. Jahrhundert hat sich die Intensivmedizin zu einer eigenständigen Disziplin entwickelt, die Spitzentechnologie, klinische Forschung und patientenzentrierte Pflege miteinander verbindet. Die Bewältigung von Pandemien wie der COVID-19-Pandemie im Jahr 2020 hat die entscheidende Bedeutung der Intensivstationen und des engagierten Personals für die Intensivstation in der globalen medizinischen Landschaft unterstrichen.

Die Intensivstation entwickelt sich auch heute noch weiter, angetrieben von technologischen Innovationen und wissenschaftlichen Entdeckungen. Doch im Herzen dieses Fachgebiets bleibt die Essenz seiner ursprünglichen Aufgabe bestehen: dem Leben wieder eine Chance zu geben, wo es zu erlöschen scheint.

Ursprünge und Entwicklung

Die Kunst der Wiederbelebung erscheint in ihrer heutigen Form zwar modern, hat ihre Ursprünge jedoch in den alten Praktiken verschiedener Zivilisationen. Von den rudimentären Methoden bis zu den heutigen hochmodernen Technologien hat die Wiederbelebung eine faszinierende Entwicklung durchgemacht.

Die Antike: Erste Versuche

Schon in der Antike suchten die Menschen nach Möglichkeiten, scheinbar Verstorbene wieder zum Leben zu "erwecken". Die Ägypter führten Stöcke oder Röhren in die Atemwege der Verstorbenen ein, in der Hoffnung, dass dies die Wiederaufnahme der Atmung anregen würde. In den Schriften aus Rom und Griechenland werden verschiedene Methoden zur Wiederbelebung von Ertrinkenden beschrieben, z. B. die Positionierung der Ertrinkenden so, dass Wasser aus ihren Lungen strömen kann, und rhythmisches Drücken auf die Brust.

Mittelalter: Rudimentäre Methoden

Im Mittelalter wurden verschiedene Techniken zur "Wiederbelebung" entwickelt, die nach heutigen Maßstäben manchmal seltsam anmuten. Eine der bemerkenswertesten war das Einblasen von Tabakrauch in das Rektum, was die Wiederaufnahme der Atmung anregen sollte. Andere Methoden umfassten die Erwärmung des Körpers oder auch das kräftige Reiben der Haut.

Aufklärung: Die Geburt der wissenschaftlichen Wiederbelebung

Das 18. Jahrhundert mit seinem Drang nach wissenschaftlichem Fortschritt führte zu bedeutenden Fortschritten. Es entstanden die ersten Wiederbelebungsgesellschaften, die sich auf die Wiederbelebung von Ertrinkenden konzentrierten. Diese Gesellschaften förderten Methoden, die auf klinischen Beobachtungen basierten, wie die Mund-zu-Mund-Beatmung.

20. Jahrhundert: Das technologische Zeitalter

Das Aufkommen der Medizintechnik im 20. Jahrhundert hat den Bereich der Wiederbelebung auf den Kopf gestellt. Defibrillatoren ermöglichten die Behandlung von Herzstillständen, die durch Herzrhythmusstörungen verursacht wurden. Mechanische Beatmungsgeräte wiederum revolutionierten die Behandlung von Patienten mit schwerer Ateminsuffizienz. In diesem Jahrhundert entstand auch der Begriff der Intensivstation, die eine geeignete Struktur für die Behandlung der kritischsten Patienten bietet.

21. Jahrhundert: Auf dem Weg zu einem integrativen Ansatz

Mit der ständigen Entwicklung neuer Technologien und Techniken legt die Intensivstation des 21. Jahrhunderts den Schwerpunkt auf einen integrativen Ansatz, der Intensivpflege, Humanismus und eine ganzheitliche Betrachtung des Patienten miteinander verbindet. Die COVID-19-Pandemie im Jahr 2020 hat die lebenswichtige Bedeutung der Intensivpflege hervorgehoben und einige Innovationen beschleunigt, insbesondere bei der Beatmung und der Behandlung von akutem Atemnotzustand.

Die Geschichte der Intensivstation ist die Geschichte des menschlichen Einfallsreichtums im Umgang mit der Zerbrechlichkeit des Lebens. Von archaischen Praktiken zu einer hochmodernen Wissenschaft und medizinischen Kunst hat sich die Intensivstation ständig weiterentwickelt, immer mit einem Ziel vor Augen: dem Leben eine zweite Chance zu geben.

Auswirkungen technologische Fortschritte

In der Welt der Medizin waren technologische Fortschritte oft die treibende Kraft hinter dem Fortschritt. Insbesondere die Intensivstation hat von Innovationen profitiert, die die Patientenversorgung verändert und die Grenzen dessen, was früher als Schwelle zwischen Leben und Tod galt, verschoben haben. Lassen Sie uns die tiefgreifenden Auswirkungen dieser technologischen Fortschritte auf die Intensivstation untersuchen.

1. Mechanische Belüftung: von manuell bis automatisch
Die Fähigkeit, die Atemfunktion eines versagenden Patienten zu übernehmen, war ein großer Durchbruch. Ursprünglich wurde die Beatmung manuell durchgeführt, mit von Hand gepressten Gummiballons. Moderne Beatmungsgeräte können nun die Sauerstoffmenge, den Druck, das Volumen und die Frequenz anpassen und ermöglichen so eine maßgeschneiderte Versorgung für jeden Patienten.

2. Erweitertes Monitoring
Die heutigen Monitore liefern ein Echtzeitfenster über den physiologischen Zustand des Patienten. Vitalparameter, Oximetrie, Hirndruck, Sauerstoffsättigung und viele andere Indikatoren werden kontinuierlich überwacht und alarmieren das medizinische Team bei der geringsten Abweichung.

3. Defibrillation
Die Defibrillation, bei der ein elektrischer Schock an das Herz abgegeben wird, um eine lebensbedrohliche Herzrhythmusstörung zu unterbrechen, ist dank der technologischen Entwicklung zu einem gängigen Verfahren geworden. Die heutigen Defibrillatoren sind tragbar,

automatisiert und einige können sogar selbstständig die Arrhythmie diagnostizieren und den Schock abgeben.

4. Ultraschall und Echtzeit-Bildgebung

Die Ultraschalluntersuchung, die früher nur in radiologischen Abteilungen eingesetzt wurde, wird heute routinemäßig auf Intensivstationen verwendet. Sie ermöglicht Ärzten, Herz, Lunge, Blutgefäße und andere Organe in Echtzeit darzustellen, was die Diagnose erleichtert und schnelle klinische Entscheidungen ermöglicht.

5. Techniken der extrarenalen Reinigung

Bei akutem Nierenversagen kann das Blut des Patienten mithilfe moderner Klärungstechniken gefiltert und gereinigt werden, wodurch die Nierenfunktion vorübergehend ersetzt wird. Diese immer ausgeklügelteren Maschinen können genau auf die Bedürfnisse des Patienten eingestellt werden.

6. Telemedizin

Die Telemedizin hat eine Zusammenarbeit über große Entfernungen hinweg ermöglicht, sodass Experten aus verschiedenen Regionen oder Ländern bei komplexen Fällen Ratschläge und Gutachten erteilen können, ohne physisch anwesend sein zu müssen.

7. Klinische Informationssysteme

Die Integration von klinischen Daten, Krankenakten, Testergebnissen und bildgebenden Verfahren in ein einziges System erleichterte die Überwachung, die Koordination der Pflege und die Entscheidungsfindung.

Der technologische Fortschritt hat die Grenzen der Wiederbelebungsmedizin zweifellos erweitert und Dinge möglich gemacht, die früher undenkbar waren. Es ist die Kombination aus menschlichem Fachwissen und Technologie, die Leben rettet.

Grundlagen der Wiederbelebung

Die Intensivstation ist per Definition die Gesamtheit aller Techniken und Methoden zur Aufrechterhaltung oder Wiederherstellung der Lebensfunktionen eines Menschen. Sie stellt die letzte Grenze in der Behandlung eines Patienten dar, bei der jede Entscheidung zählt und Zeit eine entscheidende Rolle spielt. Lassen Sie uns auf die Grundlagen dieser entscheidenden medizinischen Disziplin eingehen.

1. Erste Bewertung
Zuallererst ist es von größter Wichtigkeit, den Zustand des Patienten schnell zu beurteilen, um die Art und den Schweregrad seines Ausfalls zu bestimmen.

- **A - Luftwege (Airway)**: Stellen Sie sicher, dass die Luftwege des Patienten frei sind. Dies kann eine Intubation oder andere Maßnahmen erfordern, um eine ausreichende Luftpassage zu gewährleisten.

- **B - Atmung (Breathing)**: Beobachten und bewerten Sie die Qualität und Frequenz der Atmung. Falls erforderlich, kann eine assistierte Beatmung eingeleitet werden.

- **C - Circulation (Kreislauf)** : Beurteilen Sie den Puls, den Blutdruck und die Anzeichen einer Perfusion. Die Maßnahmen können von HLW bis zur Verabreichung von Flüssigkeiten oder Medikamenten reichen.

- **D - Neurologische Beeinträchtigung (Disability)**: Überprüfen Sie den neurologischen Zustand des Patienten, einschließlich des Bewusstseinsniveaus, der Größe und Reaktionsfähigkeit der Pupillen und anderer Anzeichen einer Hirnfunktionsstörung.

- **E - Exposition (Exposure)**: Untersuchen Sie den Patienten auf deutliche Anzeichen von Traumata oder anderen Erkrankungen, die zu seinem Zustand beitragen könnten.

2. Stabilisierung

Nach der Ersteinschätzung besteht das Ziel darin, den Patienten zu stabilisieren. Dies kann eine mechanische Beatmung, Medikamente zur Unterstützung des Blutdrucks oder andere Maßnahmen zur Behandlung der zugrunde liegenden Ursache des Ausfalls beinhalten.

3. Monitoring

Der Einsatz von Überwachungsgeräten ist entscheidend, um die Entwicklung des Patienten in Echtzeit zu verfolgen. So kann das Gesundheitspersonal die Maßnahmen an die spezifischen Bedürfnisse des Patienten anpassen.

4. Unterstützung der Organe

Wenn ein oder mehrere Organe versagen, können Techniken eingesetzt werden, um sie bei der Genesung zu unterstützen. Dies kann eine Dialyse für die Nieren, Medikamente oder mechanische Geräte für das Herz oder eine Beatmung für die Lunge umfassen.

5. Bewertung und Behandlung von Komplikationen

Selbst wenn sie stabilisiert sind, besteht bei Intensivpatienten ein hohes Risiko für Komplikationen. Daher ist es von entscheidender Bedeutung, diese Risiken kontinuierlich zu überwachen und schnell darauf zu reagieren.

6. Kommunikation

Die Kommunikation mit der Familie und anderen Angehörigen der Gesundheitsberufe ist von entscheidender Bedeutung. Entscheidungen über die Intensivpflege müssen oft schnell getroffen werden, und es ist von entscheidender Bedeutung, dass alle Beteiligten informiert und einbezogen werden.

7. Ganzheitlicher Ansatz

Über die unmittelbaren medizinischen Maßnahmen hinaus ist es entscheidend, den Patienten in seiner Gesamtheit zu betrachten und Aspekte wie Ernährung, Rehabilitation und psychologische Unterstützung einzubeziehen.

Die Intensivstation ist eine Disziplin, die nicht nur medizinisches Fachwissen erfordert, sondern auch die Fähigkeit, in kritischen Situationen schnell und effektiv zu handeln. Jeder Schritt, von der ersten Einschätzung bis zur Behandlung von Komplikationen, ist entscheidend, um dem Patienten die beste Chance auf Genesung zu bieten. Vor allem aber sind es die Leidenschaft, die Hingabe und das Einfühlungsvermögen des medizinischen Fachpersonals, die den entscheidenden Unterschied ausmachen.

Wichtigste Interventionen und Notfälle

Die Intensivstation ist das Epizentrum der kritischsten medizinischen Situationen. Die Interventionen sind oft von extremer Intensität und Komplexität. Im Folgenden finden Sie einen Überblick über die wichtigsten Interventionen und Notfälle, die auf einer Intensivstation auftreten können.

1. Herz-Lungen-Wiederbelebung (CPR)
   - **Herzstillstand**: Wenn das Herz aufhört zu schlagen, zählt jede Sekunde. Die Herz-Lungen-Wiederbelebung in Kombination mit der Defibrillation ist die erste Interventionslinie.
   - **Atemnot**: Bei Patienten mit schweren Atembeschwerden oder Ateminsuffizienz können Maßnahmen wie Intubation oder mechanische Beatmung erforderlich sein.

2. Schock
   - **Septischer Schock**: Eine schwere Reaktion auf eine Infektion, die ein schnelles Eingreifen mit Antibiotika,

Flüssigkeiten und manchmal Medikamenten zur Unterstützung des Blutdrucks erfordert.

- **Kardiogener Schock**: Ein Versagen des Herzens, Blut effektiv zu pumpen, das potenziell durch Medikamente, Kreislaufunterstützungsgeräte oder andere Eingriffe behandelt werden kann.
- **Hämorrhagischer Schock**: Resultierend aus einem massiven Blutverlust erfordert dieser Notfall oft Bluttransfusionen und eine Operation, um die Blutung zu stoppen.

3. Organversagen
- **Akutes Nierenversagen**: Wenn die Nieren aufhören, effektiv zu arbeiten, kann eine Dialyse erforderlich sein, um das Blut zu filtern.
- **Leberversagen**: Leberversagen kann Eingriffe erfordern, um Komplikationen wie Enzephalopathie oder Koagulopathie in den Griff zu bekommen.

4. Traumata
- **Schädel-Hirn-Trauma**: Bei Hirnverletzungen wird die Überwachung und Steuerung des intrakraniellen Drucks von größter Bedeutung.
- **Polytrauma**: Patienten, die mehrere Verletzungen erlitten haben, benötigen eine multidisziplinäre Beurteilung und Behandlung, um verschiedene Notfälle gleichzeitig zu behandeln.

5. Vergiftungen
Überdosierungen oder Expositionen gegenüber Toxinen oder Medikamenten können ein schnelles Eingreifen erfordern, einschließlich Beatmung, Verabreichung von Gegenmitteln oder Entfernung der Toxine (z. B. durch Magenspülung oder Hämodialyse).

6. Postoperative Komplikationen
Patienten können nach größeren Operationen auf die Intensivstation eingewiesen werden, insbesondere wenn sie Komplikationen wie Blutungen, Infektionen oder Organversagen aufweisen.

7. Sepsis und schwere Infektionen
Eine generalisierte Entzündungsreaktion auf eine Infektion kann zu einem septischen Schock, Multiorganversagen und anderen schwerwiegenden Komplikationen führen, die eine intensive Behandlung erfordern.

8. Neurologische Notlage
Ob Hirnblutung, Meningitis, Enzephalitis oder andere neurologische Notfälle - schnelles Handeln ist wichtig, um irreversible Schäden zu verhindern.

Die Intensivstation ist ein Umfeld, in dem die Eingriffe in rasantem Tempo erfolgen und die medizinischen Teams ständig mit Entscheidungen über Leben und Tod konfrontiert sind. Fachwissen, Koordination und schnelles Handeln sind entscheidend, um den Patienten die bestmöglichen Überlebens- und Erholungschancen zu bieten.

Gängige Geräte und Vorrichtungen in der Intensivstation

Die Intensivstation ist eine medizinische Welt, in der die Technologie eine entscheidende Rolle spielt. Die fortschrittlichen Geräte auf einer Intensivstation können buchstäblich den Unterschied zwischen Leben und Tod ausmachen. Hier erfahren Sie mehr über die wichtigsten Geräte und Apparate, die Ihnen auf einer Intensivstation begegnen können.

1. Mechanische Ventilatoren
Diese Geräte übernehmen oder unterstützen die Atmung eines Patienten, wenn seine eigenen Atemfunktionen beeinträchtigt sind. Sie können an viele verschiedene Beatmungsarten angepasst werden, um den spezifischen Bedürfnissen des Patienten gerecht zu werden.

2. Multiparametrische Monitore
Das sind Bildschirme, die in Echtzeit mehrere Vitalparameter anzeigen, wie z. B. Herzfrequenz, Blutdruck, Sauerstoffsättigung, Körpertemperatur und Hirndruck.

3. Defibrillatoren
Geräte, die zur Abgabe eines elektrischen Schocks an das Herz verwendet werden. Sie können bei Arrhythmien oder Herzstillstand den normalen Herzrhythmus wiederherstellen.

4. Infusionspumpen
Sie ermöglichen die Verabreichung von Medikamenten, Nährstoffen oder Flüssigkeiten in einem genau kontrollierten Fluss.

5. Maschinen zur extrarenalen Reinigung
Bei Nierenversagen filtern diese Maschinen das Blut, um Abfallstoffe und überschüssige Flüssigkeit auszuscheiden, und simulieren so die Funktion der Nieren.

6. Pulsoximeter
Sie werden in der Regel am Finger des Patienten angebracht und messen die Sauerstoffsättigung des Blutes, einen entscheidenden Indikator für die Lungenfunktion und den Kreislauf.

7. Kapnographen
Sie messen die Konzentration von Kohlendioxid in der ausgeatmeten Luft und bieten wertvolle Informationen über

den Stoffwechsel, die Perfusion und die Ventilation des Patienten.

8. Tragbare Ultraschallgeräte
Sie werden zunehmend in der Intensivmedizin eingesetzt und liefern ein Echtzeitbild der inneren Organe, was die Diagnose und die Entscheidungsfindung erleichtert.

9. Spezifische Katheter und Sonden
- **Zentralvenenkatheter**: Werden zur Verabreichung von Medikamenten, zur Messung des Venendrucks oder zur Blutentnahme verwendet.
- **Arterienkatheter**: Sie werden in der Regel in der Arteria radialis oder femoralis platziert und ermöglichen eine kontinuierliche Messung des Blutdrucks und eine einfache Entnahme von arteriellem Blut.
- **Hirndrucksonden**: Bei Patienten mit Kopfverletzungen oder anderen neurologischen Erkrankungen messen sie den Druck im Schädelinneren.
- **Magen- und Ernährungssonden**: Sie ermöglichen die Verabreichung von Nahrung oder Medikamenten direkt in den Magen oder Darm und können auch zur Druckentlastung des Magens verwendet werden.

10. Geräte zur Unterstützung des Kreislaufs
Bei Patienten mit schwerer Herzinsuffizienz können diese Geräte wie ECMO (Extracorporeal Membrane Oxygenation) die Herz- und Lungenfunktion unterstützen oder vorübergehend ersetzen.

Die Technik der Wiederbelebung hat im Laufe der Jahrzehnte außerordentliche Fortschritte gemacht. Diese Geräte haben in Verbindung mit dem Fachwissen des medizinischen Fachpersonals unzählige Leben gerettet, indem sie Patienten in den kritischsten Momenten eine fachkundige Pflege zukommen ließen. Menschlichkeit, Mitgefühl und Kompetenz sind für die Kunst der Intensivstation ebenso wichtig.

Kapitel 2

DER ALLTAG DES PFLEGEHELFERS IN DER INTENSIVSTATION

Tägliche Routine

Die Intensivstation ist eine hochspezialisierte Abteilung, in der jeder Tag von strengen Protokollen bestimmt wird, um die bestmögliche Versorgung der Patienten zu gewährleisten. Obwohl jede Abteilung und jeder Tag Unvorhergesehenes mit sich bringen kann, zeichnet sich trotz allem eine gewisse Routine ab, die die Sicherheit und Effizienz der Pflege garantiert.

1. Ablösung und Weitergabe
Der Tag beginnt in der Regel mit einer Schichtübergabe, bei der das ausscheidende Team dem eintreffenden Team die wichtigsten Informationen über den Zustand jedes Patienten, die in der Nacht durchgeführten Maßnahmen und die bevorstehenden Anliegen übermittelt.

2. Medizinische Tour
Jeden Morgen führen die Intensivmediziner, unterstützt vom gesamten Pflegeteam (Krankenschwestern, Pflegehelfer, Physiotherapeuten usw.), einen Rundgang durch die Patienten durch. Dieser Moment ist entscheidend, um den klinischen Zustand jedes Patienten zu beurteilen, die Behandlungen anzupassen und die bevorstehenden Eingriffe zu planen.

3. Grundlegende Pflege
Die Pflegehilfskräfte widmen sich in Zusammenarbeit mit den Krankenschwestern und -pflegern der Hygiene- und Komfortpflege: Waschen, Positionswechsel zur Vermeidung von Druckgeschwüren, Mundreinigung, Augenpflege etc.

4. Verabreichung von Medikamenten und technische Pflege
Nach ärztlicher Anordnung verabreichen Krankenschwestern und Krankenpfleger Medikamente, legen Verbände an, überwachen invasive Geräte (Katheter,

Sonden ...) und stellen sicher, dass die Geräte ordnungsgemäß funktionieren.

5. Physiotherapie der Atemwege
Der Physiotherapeut greift ein, um den Patienten zu helfen, besser zu atmen, die Atemwege zu entstopfen und Lungenkomplikationen vorzubeugen.

6. Zusätzliche Untersuchungen
Den ganzen Tag über können die Patienten je nach Bedarf zu verschiedenen Untersuchungen (CT, MRT, Ultraschall ...) gebracht werden.

7. Chirurgische Eingriffe oder Verfahren
Bei einigen Patienten sind möglicherweise bestimmte Eingriffe oder Verfahren erforderlich, z. B. eine Endoskopie, eine Bronchoskopie oder eine Operation.

8. Austausch mit den Familien
Das Pflegeteam nimmt sich regelmäßig die Zeit, die Angehörigen über den Gesundheitszustand des Patienten zu informieren, sie zu beruhigen, ihre Fragen zu beantworten und sie in dieser schweren Zeit zu begleiten.

9. Pause und Mahlzeiten
Für Pflegekräfte ist es wichtig, regelmäßig Pausen einzulegen, um etwas zu essen, sich auszuruhen und Dampf abzulassen. Die Teams sind in der Regel so organisiert, dass sie sich abwechseln.

10. Kontinuierliche Überwachung
Über die Pflege und die geplanten Eingriffe hinaus findet auf der Intensivstation eine kontinuierliche Überwachung statt. Der Zustand jedes Patienten wird regelmäßig beurteilt, die Vitalparameter werden ständig überwacht und das Team ist bereit, in Notfällen einzugreifen.

11. Aktualisierung von Krankenakten
Das Pflegeteam aktualisiert die Krankenakten der Patienten und verfasst Berichte über die Pflege, Interventionen und Beobachtungen des Tages.

12. Vorbereitung auf die Nacht
Wenn der Abend naht, bereitet das Team die Station für die Nacht vor und stellt sicher, dass jeder Patient stabil und bequem liegt und dass alle notwendigen Geräte und Medikamente für Notfälle bereitstehen.

Die Routine auf der Intensivstation ist ein heikles Gleichgewicht zwischen strengen Protokollen und der Fähigkeit, sich auf Unvorhergesehenes einzustellen. In diesem anspruchsvollen Umfeld ist die Rolle des Pflegehelfers von entscheidender Bedeutung, da er in enger Zusammenarbeit mit dem gesamten Pflegeteam für den Komfort und das Wohlbefinden der Patienten sorgt. Jeder Tag auf der Intensivstation ist eine Lektion über das Leben, über Belastbarkeit und Hingabe.

Empfang des Patienten

Die Aufnahme eines Patienten auf der Intensivstation ist ein grundlegender Schritt, nicht nur aus medizinischer, sondern auch aus menschlicher Sicht. Es ist oft ein Moment großer Verletzlichkeit für den Patienten und seine Angehörigen. Die Qualität dieses Empfangs kann den weiteren Verlauf des Aufenthalts des Patienten, seine Gefühle und die seiner Angehörigen erheblich beeinflussen. Im Folgenden wird erläutert, wie der Empfang in der Regel abläuft, und zwar aus medizinischer und menschlicher Sicht.

1. Administrative Zulassung

Noch bevor der Patient auf die Intensivstation kommt, wird eine administrative Aufnahme durchgeführt. Dazu gehört die Überprüfung der persönlichen Informationen, der Versicherung und anderer relevanter Details, um eine reibungslose und effiziente Behandlung zu gewährleisten.

2. Ankunft des Patienten

Patienten kommen häufig aufgrund einer dringenden Entscheidung für eine Krankenhauseinweisung auf die Intensivstation, sei es nach einer Operation, einem Trauma oder einer raschen Verschlechterung ihres Gesundheitszustands. Die Ankunft muss daher im Vorfeld vom Pflegeteam vorbereitet werden.

3. Anfängliche Betreuung

Bei seiner Ankunft wird der Patient sofort von einem Team betreut, das aus mindestens einem Intensivmediziner, einem Krankenpfleger und einer Pflegekraft besteht. Die Vitalfunktionen werden überprüft und die Überwachungsgeräte werden eingerichtet. Alle erforderlichen Notfallmaßnahmen werden unverzüglich durchgeführt.

4. Klinische Bewertung

Sobald der Patient stabilisiert ist, wird eine umfassende klinische Beurteilung durchgeführt, um die Gründe für die Aufnahme auf die Intensivstation zu verstehen und den Pflegeplan festzulegen.

5. Einrichtung und Komfort

Der Pflegehelfer spielt hier eine große Rolle. Er sorgt dafür, dass der Patient bequem sitzt, führt die erste Hygienepflege durch und stellt sicher, dass alles für das Wohlbefinden des Patienten in Ordnung ist.

6. Kommunikation mit dem Patienten
Auch wenn der Patient bewusstlos oder sediert ist, ist es entscheidend, mit ihm zu sprechen und ihn über das Geschehene zu informieren. Menschlichkeit und eine sanfte Stimme können Trost spenden.

7. Treffen mit der Familie
Kurz nach der Aufnahme des Patienten trifft sich das medizinische Team in der Regel mit der Familie, um Informationen über den Zustand des Patienten zu geben, laufende oder geplante Verfahren zu erläutern und Fragen zu beantworten. Dies ist auch ein Moment, um die Familie zu beruhigen und ein Vertrauensverhältnis aufzubauen.

8. Koordination mit anderen Diensten
Wenn der Patient aus einer anderen Abteilung oder Einrichtung verlegt wurde, ist eine Koordination erforderlich, um alle klinischen Details und die Vorgeschichte des Patienten zu erhalten.

9. Medizinische Akte
Alle Informationen, von den Vitalwerten bis zu den Einzelheiten der Aufnahme, werden in der Krankenakte des Patienten minutiös festgehalten.

10. Vorstellung vor dem Team
Bei der nächsten Ablösung wird der Patient dem gesamten Team vorgestellt, um sicherzustellen, dass alle über seinen Zustand und die Pflege informiert sind.

Die Aufnahme eines Patienten auf der Intensivstation ist ein schwieriger Tanz zwischen schnellem Handeln, medizinischer Kompetenz und menschlichem Mitgefühl. Jedes Mitglied des Teams, vom Arzt bis zum Pfleger, hat eine entscheidende Rolle zu spielen, um sicherzustellen, dass der Patient nicht nur medizinisch versorgt wird, sondern sich auch sicher und umsorgt fühlt. In einem so intensiven Umfeld wie der Intensivstation sind

Menschlichkeit und Wohlwollen ebenso lebenswichtig wie medizinisches Fachwissen.

Überwachung und Messung der Vitalwerte

Die Überwachung von Patienten auf Intensivstationen ist eine entscheidende Aufgabe, die ständige Wachsamkeit erfordert. In dieser Umgebung können Veränderungen des klinischen Zustands schnell und manchmal subtil erfolgen. Die regelmäßige Messung der Vitalwerte ist das Herzstück dieser Überwachung. Sie ermöglicht es, jede Veränderung zu erkennen und die Behandlung entsprechend anzupassen.

1. Die Bedeutung der Vitalwerte
Die Vitalwerte liefern einen objektiven Überblick über die grundlegenden physiologischen Funktionen eines Patienten. Sie sind häufig die ersten Indikatoren dafür, ob der Zustand eines Patienten stabil ist oder sich verschlechtert. Auf der Intensivstation werden die Vitalwerte häufiger gemessen und überwacht als anderswo, was auf die potenzielle Schwere der Patienten in dieser Abteilung zurückzuführen ist.

2. Die wichtigsten Vitalwerte
- **Die Herzfrequenz (HF)**: Ein Maß für die Anzahl der Herzschläge pro Minute. Sie kann u. a. auf Stress, Fieber oder Blutungen hinweisen.
- **Blutdruck (BD)**: Gibt den Druck an, mit dem das Blut gegen die Wände der Arterien drückt. Der BD ist entscheidend für die Beurteilung der Herzfunktion und der Organperfusion.
- **Die Atemfrequenz (FR)** : Die Anzahl der Atemzüge pro Minute. Sie kann auf Atemnot oder eine Bewusstseinsveränderung hinweisen.

- **Temperatur**: Temperaturschwankungen können auf eine Infektion, eine Entzündungsreaktion oder andere Stoffwechselstörungen hinweisen.
- **Die Sauerstoffsättigung (SpO2)** : Misst den Prozentsatz des mit Sauerstoff gesättigten Hämoglobins im Blut. Sie ist entscheidend für die Beurteilung der Lungenfunktion und der Sauerstoffversorgung des Gewebes.

3. Die Überwachungsvorrichtungen
- **Multiparametermonitore**: Diese Geräte ermöglichen eine kontinuierliche Überwachung mehrerer Vitalparameter gleichzeitig. Sie sind mit Alarmen verbunden, die entsprechend den Bedürfnissen des Patienten parametrisiert sind.
- **Pulsoximeter**: Werden zur Messung des SpO2 verwendet.
- **Thermometer**: Je nach Bedarf können verschiedene Arten verwendet werden: Tympanon, Mund, Rektal usw.
- **Blutdruckmessgeräte**: Automatisch oder manuell, zur Messung des BD.

4. Rolle der Pflegekraft
Auch wenn die Krankenschwester in der Regel für die Erfassung und Auswertung der Vitalwerte zuständig ist, spielt der Pflegehelfer eine entscheidende Rolle bei der täglichen Überwachung des Patienten. Er ist oft der Erste, der subtile Veränderungen im Verhalten oder in der äußeren Erscheinung des Patienten bemerkt, die Warnsignale sein können. Darüber hinaus kann der Pflegehelfer den Krankenpfleger bei der Erfassung der Vitalwerte unterstützen, insbesondere in Notfallsituationen.

5. Auf Veränderungen reagieren
Der Schlüssel bei der Wiederbelebung ist nicht nur das Erfassen und Überwachen von Vitalwerten, sondern auch

das schnelle Reagieren auf Abweichungen. Wenn eine Konstante aus den für einen bestimmten Patienten festgelegten Parametern herausfällt, löst dies in der Regel eine Reihe von Maßnahmen aus, um die zugrunde liegende Ursache zu ermitteln und zu behandeln.

6. Kommunikation mit dem Team
Die Überwachung ist nur dann wirksam, wenn die Informationen innerhalb des medizinischen Teams korrekt weitergegeben werden. Die Vitalwerte und ihre Veränderungen sollten regelmäßig berichtet und besprochen werden, insbesondere bei den Ablösungen.

Die Überwachung und Messung der Vitalwerte auf der Intensivstation ist mehr als nur eine Routine: Sie ist der Pulsschlag der Patientenversorgung. Sie leiten jede Entscheidung und jeden Eingriff. In diesem Ballett aus Zahlen und Signalen ist der Pfleger im Tandem mit dem Krankenpfleger ein wesentlicher Akteur, der unermüdlich für die Sicherheit und das Wohlbefinden des Patienten sorgt.

Hygiene- und Komfortgesten

Auf der Intensivstation erfordert der kritische Zustand der Patienten eine sorgfältige Beachtung der Hygiene und des Komforts. Diese Aspekte mögen im Vergleich zu den komplexen medizinischen Eingriffen zweitrangig erscheinen, sind aber für die Vermeidung von Infektionen, die Würde des Patienten und seine allgemeine Genesung von entscheidender Bedeutung. Die Pflegekraft ist häufig der Hauptverantwortliche für diese Pflege. Betrachten wir die Hygiene- und Komfortmaßnahmen, die täglich auf der Intensivstation durchgeführt werden.

1. Körperliche Hygiene
- **Tägliche Toilette**: Jeder Patient erhält eine tägliche Toilette, die je nach Zustand des Patienten vom Waschen im Bett bis zum betreuten Duschen reichen kann.
- **Mundpflege**: Diese Pflege beugt Infektionen im Mund vor, die bei intubierten Patienten besonders häufig vorkommen.
- **Augenpflege**: Das Schmieren oder Reinigen der Augen, insbesondere bei Personen, die unter Beruhigungsmitteln stehen, beugt Reizungen und Infektionen vor.

2. Vermeidung von Druckgeschwüren
Intensivpatienten sind oft lange Zeit bettlägerig, wodurch sie einem erhöhten Dekubitusrisiko ausgesetzt sind. Die Vorbeugung umfasst :
- **Regelmäßiger Positionswechsel**: Dies verringert den Druck auf bestimmte Körperteile.
- **Verwendung spezieller Matratzen**: Diese Matratzen verteilen den Körperdruck neu, um die Druckstellen zu minimieren.
- **Tägliche Untersuchung der Haut**: Dadurch lassen sich die ersten Anzeichen eines Dekubitus schnell erkennen.

3. Pflege der Zugangswege
- **Pflege von Kathetern und Sonden**: Sie müssen regelmäßig gereinigt und überprüft werden, um Infektionen zu vermeiden.
- **Verbände**: Sie werden regelmäßig und jedes Mal, wenn sie verschmutzt sind, gewechselt.

4. Bequemlichkeit und Wohlbefinden
- **Positionierung** : Sicherstellung einer für den Patienten bequemen Position unter Berücksichtigung

medizinischer Auflagen (z. B. halbsitzende Position bei beatmeten Patienten).

- **Feuchtigkeitsversorgung der Haut**: Die Haut von Intensivpatienten kann trocken werden, daher ist das regelmäßige Auftragen von Feuchtigkeitslotionen von entscheidender Bedeutung.
- **Kommunikation**: Auch wenn ein Patient bewusstlos ist, bleibt die menschliche Verbindung erhalten, wenn man mit ihm spricht und ihn über jede durchgeführte Maßnahme informiert, was eine beruhigende Wirkung haben kann.

5. Umgebung des Patienten
- **Lichteinstellung**: Die Beleuchtung an die Tageszeit anpassen, um einen Schlaf-Wach-Zyklus aufrechtzuerhalten.
- **Geräuschunterdrückung**: Minimiert übermäßige Geräusche, um eine beruhigende Umgebung zu bieten.
- **Sauberkeit des Zimmers**: Ein sauberes Zimmer trägt zur allgemeinen Hygiene und zum Wohlbefinden des Patienten bei.

6. Ernährung und Flüssigkeitszufuhr
Auch wenn es nicht immer in den direkten Zuständigkeitsbereich der Pflegekraft fällt, ist es von grundlegender Bedeutung, dafür zu sorgen, dass der Patient die für seinen Zustand angemessene Ernährung und Flüssigkeitszufuhr erhält.

Hygiene und Komfort auf der Intensivstation sind keine bloßen Routineaufgaben. Sie sind wesentliche Bestandteile der Gesamtversorgung des Patienten und tragen zu seiner Sicherheit, Würde und letztlich zu seiner Genesung bei. Der Pflegehelfer ist der tägliche Garant für diese Pflege und spielt dabei eine ebenso lebenswichtige Rolle wie jedes andere Mitglied des Intensivstationsteams.

Interaktionen innerhalb des Teams

Die Intensivstation ist ein anspruchsvolles Umfeld, in dem die Rollen voneinander abhängig sind, weshalb der Zusammenhalt des Teams von entscheidender Bedeutung ist. Jedes Mitglied, von Ärzten über Krankenschwestern und -pfleger bis hin zu Pflegekräften und anderen Berufsgruppen, spielt eine entscheidende Rolle. Harmonische Interaktionen innerhalb des Teams sind entscheidend, um eine optimale Patientenversorgung zu gewährleisten.

1. Die Zusammensetzung des Teams verstehen
   - **Intensivmediziner:** Sie leiten die Behandlung des Patienten und entscheiden, welche medizinischen Maßnahmen erforderlich sind.
   - **Intensivpfleger/innen:** Sie führen spezielle Krankenpflege durch, verabreichen Medikamente und überwachen den Zustand der Patienten.
   - **Pflegehelfer/innen** : Sie sorgen für Hygiene und Komfort, assistieren Krankenschwestern und -pflegern und unterstützen Patienten und ihre Familien.
   - **Andere Fachkräfte:** Physiotherapeuten, Psychologen, Labortechniker usw., die ihr spezifisches Fachwissen einbringen.
2. Kommunikation: Der Grundstein
   - **Ablösungen und Übermittlungen:** Schlüsselmomente, in denen Informationen über den Zustand der Patienten und die durchgeführten oder geplanten Maßnahmen ausgetauscht werden.
   - **Problemlösung:** Angesichts einer komplexen oder unvorhergesehenen Situation kommt das Team zusammen, um die besten Interventionsstrategien zu besprechen.

3. Gegenseitige Unterstützung
- **Hilfe und Zusammenarbeit:** Bei der Intensivstation ist es nicht ungewöhnlich, dass eine Fachkraft einen Kollegen um Hilfe bittet, sei es bei einer bestimmten Aufgabe oder bei der Bewältigung einer Stresssituation.
- **Debriefings:** Nach einer besonders anstrengenden Situation bieten diese Momente dem Team die Möglichkeit, ihre Gefühle auszutauschen, die Situation zu analysieren und sich gegenseitig zu helfen.

4. Weiterbildung und Mentoring
- **Fortbildungssitzungen:** Angesichts der ständigen medizinischen Innovationen muss sich das Team regelmäßig fortbilden. Diese Sitzungen stärken auch den Zusammenhalt und das gegenseitige Rollenverständnis.
- **Mentoring** : Erfahrene Fachkräfte begleiten Neuankömmlinge, erleichtern ihnen so die Integration und stärken die Teamkultur.

5. Anerkennung und Achtung von Fähigkeiten
- **Wertschätzung der Rollen:** Jedes Mitglied, unabhängig von seiner Rolle und seiner hierarchischen Ebene, bringt einen einzigartigen Wert in das Team ein. Diesen Beitrag anzuerkennen und wertzuschätzen ist von entscheidender Bedeutung.
- **Wissensaustausch:** Ob ein Arzt eine Therapiewahl erklärt oder eine Pflegekraft einen Trick für die Bequemlichkeit des Patienten mitteilt, es findet ein ständiger Wissensaustausch statt.

6. Umgang mit Konflikten
- **Aktives Zuhören:** Den Standpunkt des anderen zu verstehen, ist der erste Schritt zur Lösung eines Streits.

- **Konstruktives Feedback**: Kritik, wenn sie konstruktiv und wohlwollend ist, führt zu einer Verbesserung der Praktiken.
- **Mediation**: Bei anhaltenden Meinungsverschiedenheiten kann eine Mediation erforderlich sein, um eine gemeinsame Basis zu finden.

Die Effizienz und Harmonie einer Intensivstation hängt von der Interaktion innerhalb des Teams ab. In einer Umgebung, in der jede Sekunde zählt, sind eine reibungslose Kommunikation, gegenseitiger Respekt und eine reibungslose Zusammenarbeit unerlässlich. Der Pflegehelfer ist zwar ein Glied in dieser Kette, spielt aber eine zentrale Rolle in der Teamdynamik, indem er die Welt der Medizin mit der Welt der grundlegenden und menschlichen Pflege zäumt.

Kommunikation mit dem Pflege- und medizinischen Personal

Im Umfeld der Intensivstation ist Kommunikation mehr als nur der Austausch von Informationen: Sie ist der Garant für eine sichere und optimale Patientenversorgung. Als integrales Mitglied dieses multidisziplinären Teams interagiert der Pflegehelfer häufig mit dem Pflegepersonal und dem medizinischen Personal. Es ist diese Synergie, die auf einer klaren und effizienten Kommunikation beruht, die eine kohärente Pflege ermöglicht.

1. Tägliche Kommunikation
- **Briefings am Morgen**: Bei diesen Besprechungen werden der Zustand jedes Patienten, geplante Interventionen und andere Anliegen besprochen.
- **Weitergabe bei der Ablösung**: Wesentliche Momente, in denen die Pflegekraft ihre

Beobachtungen und durchgeführten Maßnahmen an die Kollegen weitergibt und so die Kontinuität der Pflege sicherstellt.

2. Teilen von Beobachtungen
- **Vitalzeichen und Vitalwerte** : Die Pflegekraft, die diese Messungen regelmäßig vornimmt und berichtet, kann der Pflegekraft oder dem Arzt jede Anomalie oder Veränderung melden.
- **Reaktionen des Patienten** : Reaktionen auf eine Behandlung, Anzeichen von Not oder andere Veränderungen des Zustands des Patienten sollten umgehend mitgeteilt werden.

3. Antrag auf Intervention oder Unterstützung
- **Hilfsbedarf**: Ob bei der Neupositionierung eines Patienten oder in einer unerwarteten Situation, der Pflegehelfer muss in der Lage sein, schnell Hilfe anzufordern.
- **Fragen und Klärungen**: Bei Unklarheiten über ein Verfahren, ein Medikament oder eine andere Intervention sollte sich die Pflegekraft frei fühlen, Fragen zu stellen.

4. Beteiligung an Entscheidungen
- **Multidisziplinäre Konsultationen**: Die Pflegekraft kann durch ihre Nähe zum Patienten einzigartige Perspektiven bei der Besprechung der Behandlung bieten.
- **Feedback zu den Verfahren**: Die Erfahrung der Pflegekraft bei der Durchführung der Pflege kann hilfreich sein, um bestimmte Verfahren zu verfeinern oder anzupassen.

5. Ausbildung und Aktualisierung
- **Gemeinsame Fortbildungsveranstaltungen** : Gemeinsam mit dem Pflege- und medizinischen

Personal an Schulungen teilzunehmen, stärkt den Teamzusammenhalt und sorgt dafür, dass das Wissen auf dem neuesten Stand ist.

- **Austausch über bewährte Verfahren**: Wenn Sie regelmäßig mit Kollegen über Methoden und Techniken sprechen, kann die Qualität der Pflege verbessert werden.

6. Umgang mit schwierigen Situationen
- **Nachbesprechungen nach kritischen Situationen**: Nach einem Notfall oder einer stressigen Situation kommt das Team zusammen, um die Ereignisse zu analysieren und die notwendigen Lehren zu ziehen.
- **Emotionale Unterstützung**: Schwierige Zeiten können sich auf die Moral des Teams auswirken. Es ist wichtig, seine Gefühle mitzuteilen und Unterstützung anzubieten oder zu suchen.

Die Kommunikation zwischen dem Pfleger und dem Pflege- und medizinischen Personal ist der Grundpfeiler, auf dem eine wirksame Pflege auf der Intensivstation beruht. Sie muss konstant, klar und respektvoll sein. In diesem medizinischen Ballett, in dem jede Geste zählt, sorgt der Pflegehelfer durch seine Kommunikation für einen reibungslosen und harmonischen Ablauf der Interaktionen und garantiert so eine ganzheitliche Betreuung des Patienten.

Unterstützung für andere Mitglieder des Teams

Die Intensivstation ist ein intensiv kollaboratives Umfeld, in dem das Wohlergehen des Patienten von der Summe der Anstrengungen des gesamten Teams abhängt. In dieser Umgebung erfüllt der Pflegehelfer nicht nur seine zugewiesenen Verantwortlichkeiten, sondern bietet seinen

Kollegen auch unschätzbare Unterstützung, sorgt so für eine reibungslose Teamarbeit und stärkt den Zusammenhalt innerhalb der Station.

1. Physische Unterstützung
- **Unterstützung bei Manövern:** Bei der Pflege auf der Intensivstation müssen Patienten manchmal mobilisiert oder gelagert werden, eine Aufgabe, die mithilfe einer zweiten Fachkraft leichter zu bewältigen ist.
- **Vorbereiten von Material:** Die Pflegekraft kann das für eine Intervention benötigte Material vorbereiten oder reinigen und so Zeit für das Team sparen.
- **Hilfe bei Verfahren:** Ob es darum geht, ein Instrument zu halten, den Komfort des Patienten zu gewährleisten oder eine Reaktion zu überwachen, die Anwesenheit der Pflegekraft ist oft von entscheidender Bedeutung.

2. Emotionale Unterstützung
- **Aktives Zuhören:** In einem so anspruchsvollen Umfeld ist es lebenswichtig, jemanden zum Reden zu haben, sei es, um eine schwierige Erfahrung mitzuteilen oder um Dampf abzulassen.
- **Erfahrungsaustausch:** Der Austausch mit Kolleginnen und Kollegen hilft, emotional belastende Situationen besser zu verstehen und zu bewältigen.
- **Momente der Entspannung :** Kaffeepausen, kleine Aufmerksamkeiten oder einfach nur ein paar aufmunternde Worte können in einem anstrengenden Alltag viel Trost spenden.

3. Proaktive Zusammenarbeit
- **Austausch von Informationen :** Die Pflegekraft kann aufgrund ihrer Nähe zum Patienten Details und Beobachtungen mitteilen, die anderen Teammitgliedern möglicherweise entgehen.

- **Antizipation von Bedürfnissen:** Ob beim Vorbereiten von Material, beim Überwachen der Lagerbestände oder beim Erkennen einer potenziell problematischen Situation - die Pflegekraft kann oft die Führung übernehmen und so die Arbeit aller Beteiligten erleichtern.

4. Mediation und Konfliktlösung
- **Neutrale Perspektive** : Der Pflegehelfer kann aufgrund seiner Rolle manchmal eine andere Perspektive anbieten und bei Meinungsverschiedenheiten zwischen Kollegen vermitteln.
- **Kommunikation fördern:** In einem angespannten Umfeld kann es zu Missverständnissen kommen. Die Pflegekraft kann den Dialog fördern, um Situationen zu klären.

5. Teilnahme an Ausbildung und Integration
- **Begleitung von Neuankömmlingen:** Die Pflegekraft kann aufgrund ihrer Erfahrung Neuankömmlinge begleiten und ausbilden und so für eine reibungslose Integration sorgen.
- **Teilen von Tricks und Methoden:** Die "Tricks und Kniffe" des Berufs, die man sich im Laufe der Zeit angeeignet hat, können geteilt werden, um die tägliche Arbeit zu erleichtern.

Die Rolle des Pflegehelfers auf der Intensivstation geht weit über seine offiziellen Aufgaben hinaus. Durch ihre ständige Unterstützung der anderen Teammitglieder trägt sie zur Qualität der Pflege, zum Wohlbefinden des Teams und zur Gesamtdynamik der Station bei. In diesem medizinischen Ballett, in dem jede Geste und jede Entscheidung entscheidend ist, bleibt der Pflegehelfer eine zentrale Säule, die die Unterstützung, Solidarität und Harmonie gewährleistet, die für diese lebenswichtige Aufgabe erforderlich sind.

KAPITEL 3

TECHNISCHE FÄHIGKEITEN

Umgang medizinische Geräte

Die Intensivstation ist eine Abteilung, in der medizinische Technik und Geräte eine entscheidende Rolle bei der Überwachung und Unterstützung der lebenswichtigen Funktionen von Patienten spielen. Für den Pflegehelfer sind gute Kenntnisse und ein angemessener Umgang mit diesen Geräten von entscheidender Bedeutung. Es ist jedoch wichtig zu betonen, dass die Pflegekraft immer im Rahmen ihrer Kompetenzen und unter der Aufsicht des Pflegepersonals oder des medizinischen Personals handelt.

1. Überwachungsmonitore
   - **Verständnis der Indikatoren**: Kenntnis der angezeigten Vitalzeichen, wie Herzfrequenz, Blutdruck, Sauerstoffsättigung, und Fähigkeit, Abweichungen zu erkennen.
   - **Grundlegende Konfiguration und Anpassungen**: Ändern Sie die Alarme nach den Bedürfnissen des Patienten unter Anleitung der Pflegekraft.

2. Vorrichtungen für Sauerstofftherapie
   - **Masken und Nasenkanülen**: Sorgen Sie für einen korrekten Sitz und überprüfen Sie diesen regelmäßig.
   - **Sauerstoffkonzentration**: Wissen, wie man die Flussraten gemäß den Vorschriften einstellt und wie man sicherstellt, dass das Gerät richtig funktioniert.

3. Trachealabsauger
   - **Vorbereitung der Ausrüstung**: Stellen Sie sicher, dass der Staubsauger bei Bedarf einsatzbereit ist.
   - **Tägliche Wartung**: Reinigen Sie den Staubsauger und prüfen Sie, ob er richtig funktioniert.

4. Pumpen für die Verwaltung
- **Laden von Spritzen oder Beuteln**: Bereiten Sie das zu verabreichende Medikament vor und setzen Sie es ein.
- **Überwachung**: Überprüfen Sie, ob die Pumpe ordnungsgemäß funktioniert und ob die Fördermenge der Vorschrift entspricht.

5. Mobilisierungsvorkehrungen
- Patientenheber: Wissen, wie man den Patienten für einen sicheren Transfer richtig positioniert.
- **Antidekubitusmatratze**: Sorgen Sie für eine angemessene Platzierung und überprüfen Sie regelmäßig die Funktionsfähigkeit.

6. Sonden und Katheter
- **Tägliche Pflege**: Reinigen Sie die Einstichstellen, überprüfen Sie die Sonden auf Unversehrtheit und stellen Sie sicher, dass sie nicht verstopft sind.
- **Entleerung der Sammelbeutel**: Entleeren Sie die Beutel für Urin oder andere Körperflüssigkeiten unter Beachtung der Hygienevorschriften.

7. Geräte für enterale Ernährung
- **Zubereitung der Nahrung**: Stellen Sie sicher, dass die Mischung richtig zubereitet und gebrauchsfertig ist.
- **Überwachung**: Überprüfen Sie regelmäßig, ob die Pumpe richtig funktioniert, und stellen Sie sicher, dass der Patient die Ernährung gut verträgt.

Auf einer Intensivstation gibt es viele verschiedene medizinische Geräte, die die Komplexität der Pflege auf dieser Station widerspiegeln. Die richtige und sichere Handhabung dieser Geräte durch den Pflegehelfer trägt wesentlich zur Sicherheit und zum Wohlbefinden der Patienten bei. Durch kontinuierliche Fortbildung in

Verbindung mit praktischer Erfahrung können Pflegehelfer diese wichtigen Hilfsmittel beherrschen und eine zentrale Rolle bei der Betreuung von Patienten auf der Intensivstation spielen.

Verwaltung der Atemwege

Die Behandlung der Atemwege ist eine der wichtigsten Prioritäten auf der Intensivstation. Tatsächlich ist das Versagen der Atemwege einer der Hauptgründe für die Aufnahme in diese Abteilungen. Für die Pflegekraft sind, obwohl die meisten direkten Eingriffe an den Atemwegen von Ärzten oder Pflegekräften vorgenommen werden, grundlegende Kenntnisse und eine kontinuierliche Überwachung des Atemwegsmanagements von entscheidender Bedeutung.

1. Verständnis der Atemwege
   * **Grundlegende Anatomie**: Verständnis der Struktur der Atemwege von den Nasenlöchern bis zur Lunge, um die wichtigsten Überwachungspunkte zu erkennen.
   * **Atmungsfunktion**: Kenntnis der Prinzipien der Lungenventilation, Diffusion und Perfusion.

2. Überwachung der Atemwege
   * **Beobachtung:** Erkennen Sie die Anzeichen einer effektiven Beatmung und die Anzeichen von Atemnot: Zyanose, Einsatz der Nebenmuskeln, Ziehen usw.
   * **Abhören**: Einsatz des Stethoskops, um mögliche Anomalien wie Rasseln, Pfeifen oder Knistern zu erkennen.

3. Aufrechterhaltung der Durchlässigkeit der Atemwege
   * **Positionierung des Patienten** : Stellen Sie sicher, dass sich der Patient in einer Position befindet, die

eine gute Belüftung fördert, in der Regel in leicht geneigter Rückenlage.

- **Absaugen von Sekreten** : Eine häufig angewandte Technik zur Befreiung der Atemwege, die in der Regel vom Pflegepersonal durchgeführt wird, doch kann es sein, dass die Pflegekraft das Material vorbereitet oder assistiert.

4. Geräte zur Unterstützung der Atmung
- **Sauerstofftherapie**: Stellen Sie sicher, dass die Vorrichtungen zur Verabreichung von Sauerstoff, wie Masken oder Nasenkanülen, richtig angebracht und funktionsfähig sind.
- **Nicht-invasive Beatmung (NIV)** : Obwohl ihre Einrichtung in den Zuständigkeitsbereich des Pflegepersonals und des medizinischen Personals fällt, spielt die Pflegekraft eine Rolle bei der Überwachung des Patienten, der eine NIV erhält.
- **Invasive mechanische Beatmung**: Verständnis der Grundlagen der Beatmungsgeräte, Erkennen von Alarmen und kontinuierliche Überwachung des intubierten Patienten.

5. Hygiene und Infektionsprävention
- **Mundpflege**: Führen Sie bei intubierten Patienten eine regelmäßige Mundpflege durch, um beatmungsassoziierte Pneumonien zu verhindern.
- **Filterwechsel** : Stellen Sie sicher, dass die Filter der Atemschutzgeräte regelmäßig ausgetauscht werden, um eine Kontamination zu vermeiden.

Das Management der Atemwege ist ein wesentlicher Aspekt der Pflege auf der Intensivstation. Obwohl der Pfleger nicht direkt in die fortgeschrittenen Verfahren eingreift, bleibt er ein entscheidendes Glied bei der Überwachung und Aufrechterhaltung der Qualität der Atemwegspflege. Seine Rolle als Wächter, verbunden mit einer guten Kenntnis der Grundlagen, ermöglicht es, die Sicherheit der Patienten zu gewährleisten und möglichen Atemproblemen vorzugreifen.

Hilfen zur Mobilisierung und bei der Verlegung von Patienten

In der anspruchsvollen Umgebung der Intensivstation sind die Mobilisierung und der Transfer von Patienten alltägliche Handlungen, die eine präzise Technik, Teamkoordination und ein umfassendes Wissen über die Fähigkeiten und Einschränkungen des Patienten erfordern. Für die Pflegekraft sind diese Handlungen nicht nur eine Frage der körperlichen Stärke, sondern auch des Verständnisses der klinischen Herausforderungen und der Sicherheit.

1. Bedeutung der Mobilisierung bei der Intensivstation
   - **Vorbeugung von Komplikationen** : Verringerung des Risikos von Druckgeschwüren, tiefer Venenthrombose, Muskelschwund oder Kontrakturen.
   - **Anregung von Kreislauf und Atmung**: Verbessert die Durchblutung und erhöht die Atemkapazität.
   - **Förderung des psychologischen Wohlbefindens**: Mobilisierung kann dazu beitragen, das Gefühl der Isolation und die Ängstlichkeit des Patienten zu verringern.

2. Bewertung vor der Mobilisierung
   - **Klinischer Zustand des Patienten**: Beurteilen Sie die hämodynamische, respiratorische und neurologische Stabilität des Patienten.
   - **Vorhandene medizinische Geräte**: Berücksichtigen Sie Sonden, Katheter, Drainagen und andere Geräte, die am Patienten befestigt sind.

- **Bewusstseinsgrad und Kooperation**: Beurteilen Sie die Fähigkeit des Patienten, seine Mobilisierung zu verstehen und sich aktiv daran zu beteiligen.

3. Techniken der Mobilisierung
- **Seitliche Rotation**: Eine Technik, die verwendet wird, um die Position des liegenden Patienten von Rücken auf Seite und umgekehrt zu ändern.
- **In-den-Stuhl-bringen**: Transfer des Patienten vom Bett in den Stuhl mit oder ohne Verwendung eines Patientenlifters.
- **Assistiertes Gehen**: Einem Patienten beim Gehen helfen, in der Regel mithilfe einer Gehhilfe oder eines Transfergürtels.

4. Nutzung von Mobilisierungshilfen
- **Patientenlifter**: Ein mechanisches oder elektrisches Gerät, das den Transfer eines Patienten erleichtern soll.
- **Transferbrett**: Wird verwendet, um den Patienten von einem Bett in ein anderes oder von einem Bett auf eine Trage zu schieben.
- **Transfergürtel und -gurte**: Vorrichtungen, die einen sicheren Griff bieten, um den Pflegebedürftigen zu bewegen.

5. Sicherheit bei der Mobilisierung
- **Ergonomie**: Nehmen Sie korrekte Körperhaltungen ein, um Verletzungen zu vermeiden.
- **Kommunikation**: Koordinieren Sie sich mit anderen Teammitgliedern, um eine reibungslose Übergabe zu gewährleisten.
- **Überwachung**: Achten Sie während und nach der Mobilisierung auf die Reaktionen des Patienten, insbesondere auf Schmerzen oder Unwohlsein.

Die Mobilisierung und der Transfer von Patienten auf Intensivstationen sind wesentliche Aufgaben, die zur

Gesamtqualität der Pflege beitragen. Wenn Pflegekräfte diese Techniken beherrschen und gleichzeitig die medizinischen Zusammenhänge verstehen, können sie eine optimale Patientenversorgung gewährleisten, die Sicherheit, Wohlbefinden und die Vermeidung von Komplikationen miteinander verbindet.

Protokolle für den Notfall

Die Intensivstation ist eine Einheit, in der jede Sekunde zählt. Angesichts von Notfallsituationen sind Reaktionsfähigkeit, Koordination und Genauigkeit der Maßnahmen entscheidend, um die Sicherheit und das Wohlergehen der Patienten zu gewährleisten. Obwohl Pflegehilfskräfte nicht die gleiche Eingriffsebene wie Ärzte oder Pflegepersonal haben, ist ihre Rolle bei der Umsetzung von Notfallprotokollen von entscheidender Bedeutung.

1. Erkennen der Dringlichkeit
   - **Vitalzeichen**: Erkennen von Zeichen der Lebensnot wie Bradykardie, Tachykardie, Hypoxie und Hypotonie.
   - **Neurologischer Zustand**: Beurteilen Sie rasch den Bewusstseinszustand, die Pupillenreaktionen, das Vorhandensein von Krämpfen oder anderen neurologischen Anzeichen.

2. Alarm und Ruf nach dem Team
   - **Aktivierung der Alarmierung**: Bei Verdacht auf einen Notfall muss die Pflegekraft sofort das Pflegepersonal und das medizinische Personal alarmieren.
   - **Wirksame Kommunikation**: Bereitstellung klarer und präziser Informationen über den Zustand des Patienten und eventuell beobachtete Veränderungen.

3. Vorbereitung der Notfallausrüstung
- **Notfallwagen**: Stellen Sie sicher, dass der Wagen immer bereitsteht, versorgt ist und sich in der Nähe befindet.
- **Wiederbelebungsmaterial**: Bereiten Sie schnell das benötigte Material vor, z. B. Defibrillator, Notfallmedikamente oder Beatmungsgeräte.

4. Unterstützung während der Intervention
- **Positionierung des** Patienten: Bringen Sie den Patienten in eine geeignete Position, in der Regel in Rückenlage.
- **Aufrechterhaltung der Atemwege**: Bei Bedarf Hilfe bei der Sauerstoffversorgung oder Intubation.
- **Thoraxkompression**: In manchen Fällen kann der Pflegehelfer gebeten werden, sich an den Wiederbelebungsmaßnahmen zu beteiligen.

5. Nach der Intervention
- **Engmaschige Überwachung**: Nach einem Notfalleingriff muss der Patient engmaschig auf Komplikationen und Rückfälle überwacht werden.
- **Emotionale Unterstützung**: Nach einer Notfallsituation können der Patient und seine Angehörigen sehr betroffen sein. Der Pfleger spielt eine Rolle bei der emotionalen Unterstützung, indem er beruhigt und zuhört.

6. Ausbildung und Aktualisierung
- **Regelmäßige Schulungen**: Es ist wichtig, dass die Pflegekraft regelmäßig an Schulungen zu Notfallprotokollen teilnimmt, um ihre Fähigkeiten zu erhalten und zu verbessern.
- **Simulationen**: Nehmen Sie an Notfallsimulationen teil, um reale Situationen zu üben und vorwegzunehmen.

In der Hektik eines Notfalls auf der Intensivstation hat jedes Teammitglied eine entscheidende Rolle zu spielen. Für den Pflegehelfer sind die Kenntnis der Protokolle, schnelles Handeln und die Fähigkeit, synergetisch mit anderen Gesundheitsfachkräften zusammenzuarbeiten, von entscheidender Bedeutung. Auch wenn sie nicht an vorderster Front der medizinischen Interventionen stehen, ist ihr Beitrag zur Notfallversorgung von unschätzbarem Wert.

Erkennen von Notzeichen

Die Rolle der Pflegekraft auf der Intensivstation geht weit über die grundlegende Pflege hinaus. Eine ihrer primären Aufgaben ist die ständige Überwachung der Patienten und das schnelle Erkennen von Anzeichen von Notlagen, seien sie physischer, psychologischer oder emotionaler Natur. Die Fähigkeit, diese Signale frühzeitig zu erkennen, kann den Unterschied zwischen Leben und Tod oder zwischen einer vollständigen Genesung und Folgeschäden ausmachen.

1. Anzeichen von Atemnot
   - **Tachypnoe**: Eine Erhöhung der Atemfrequenz.
   - **Dyspnoe**: Schwierigkeiten beim Atmen, oft begleitet von einem Engegefühl.
   - **Zyanose**: Eine bläuliche Verfärbung der Haut, insbesondere im Bereich der Lippen, die ein Zeichen für eine unzureichende Sauerstoffversorgung ist.
   - **Einsatz von Nebenmuskeln**: Wenn der Patient andere Muskeln als die Atemmuskeln einsetzt, um die Atemarbeit zu unterstützen.
   - **Ziehen**: Vertiefungen zwischen den Rippen oder oberhalb des Schlüsselbeins während des Atmens.

2. Anzeichen einer kardiovaskulären Notlage
- **Tachykardie oder Bradykardie**: Beschleunigter oder verlangsamter Herzschlag.
- **Hypotonie**: Ein Abfall des Blutdrucks.
- **Blässe oder Marmorierung**: Zeichen für eine schlechte Gewebedurchblutung.
- **Ödeme**: Schwellung aufgrund einer Flüssigkeitsansammlung, häufig an den Füßen, Knöcheln oder Händen.

3. Anzeichen einer neurologischen Notlage
- **Bewusstseinsveränderung**: Schläfrigkeit, Schwierigkeiten, den Patienten zu wecken oder Verwirrung.
- **Motorische Zeichen**: Schwäche auf einer Körperseite, Zittern oder Krampfanfälle.
- **Sprachstörungen**: Schwierigkeiten beim Sprechen oder Verstehen, unzusammenhängende Sprache.
- **Abnormale Pupillenreaktionen**: Abnormale Erweiterung oder Verengung der Pupillen oder keine Reaktion auf Licht.

4. Anzeichen für psychologische oder emotionale Notlage
- **Angst oder Panik**: Unruhe, Beklemmungsgefühl, manchmal begleitet von Herzklopfen oder Schweißausbrüchen.
- **Emotionale Not**: Weinen, tiefe Traurigkeit, Apathie.
- **Anzeichen einer Depression**: Rückzug, mangelndes Interesse an der Umwelt, anhaltende Traurigkeit.
- **Verbaler Ausdruck von Verzweiflung** : Der Patient drückt Gefühle von Wertlosigkeit, Schuld oder Selbstmordgedanken aus.

5. Kommunikation und Handeln
- **Sofortige Meldung**: Wenn ein Anzeichen für eine Notlage erkannt wird, muss der Pflegehelfer die

zuständige Krankenschwester oder den zuständigen Arzt sofort informieren.

- **Dokumentation**: Notieren Sie genau die beobachteten Anzeichen, die Zeit ihres Auftretens und ihre Entwicklung.
- **Den Patienten beruhigen**: Im Falle einer psychologischen oder emotionalen Notlage ist es von entscheidender Bedeutung, den Patienten zu beruhigen, ruhig mit ihm zu sprechen und ihm zu zeigen, dass man für ihn da ist.

Die frühzeitige Erkennung von Anzeichen einer Notlage ist eine entscheidende Fähigkeit auf der Intensivstation. Der Pfleger spielt durch seine Nähe zum Patienten eine zentrale Rolle bei dieser Erkennung und bei der Einleitung einer angemessenen Behandlung. Ständige Weiterbildung und Aufmerksamkeit sind daher von entscheidender Bedeutung, um eine optimale Versorgung von Patienten in kritischen Situationen zu gewährleisten.

Verfahren bei Notfallcodes

In der Medizin wird der Begriff "Code" häufig verwendet, um auf eine bestimmte Notsituation hinzuweisen, ohne Panik unter Patienten und Besuchern auszulösen. Für den Intensivstationshelfer sind die Kenntnis und das Verständnis der verschiedenen Notfallcodes von entscheidender Bedeutung. Diese Codes ermöglichen ein schnelles und koordiniertes Eingreifen in lebensbedrohlichen Situationen.

1. Code blau: Herz-Kreislauf-Stillstand
- **Identifikation**: Der Helfer sollte in der Lage sein, einen Patienten mit Herzkreislaufstillstand schnell zu identifizieren: kein Puls, keine Atmung, Bewusstlosigkeit.

- **Alarm**: Sofortige Aktivierung des blauen Codes, normalerweise über eine Notruftaste oder einen Sprachanruf.
- **Erstmaßnahme**: Beginn der Herzdruckmassage, bis das Wiederbelebungsteam eintrifft.

2. Code Rot: Feuer
  - **Identifikation**: Erkennung von Rauchgeruch, Flammen oder Feueralarm.
  - **Alarm**: Signalisiert das Vorhandensein eines Feuers und aktiviert gleichzeitig den nächsten Alarm.
  - **Verfahren**: Beteiligen Sie sich ggf. an der Evakuierung von Patienten und befolgen Sie das festgelegte Brandschutzprotokoll.

3. Code Black : Bedrohung durch eine bewaffnete Person oder Geiselnahme
  - **Identifikation**: Verdächtiges Verhalten oder direkte Bedrohung
  - **Warnung**: Wenn möglich, die Bedrohung melden, ohne die eigene Sicherheit oder die der Patienten zu gefährden.
  - **Vorgehen**: Sich verstecken, Patienten schützen und ruhig bleiben. Versuchen Sie niemals, die Person zu entwaffnen oder zu konfrontieren.

4. Code orange: Externe Katastrophe
  - **Identifikation**: Information über die Krankenhausleitung oder die Medien.
  - **Vorbereitung**: Stellen Sie sicher, dass alle medizinischen Geräte betriebsbereit sind und bereiten Sie zusätzliche Betten vor.
  - **Vorgehen**: Arbeiten Sie mit dem Team zusammen, um einen Massenansturm von Patienten zu bewältigen und zu sortieren.

5. Code Pink: Entführung eines Patienten
- **Identifikation**: Unerklärliches Verschwinden eines Patienten, häufig eines Kindes oder eines schutzbedürftigen Erwachsenen.
- **Warnung**: Melden Sie jeden Verdacht auf Entführung sofort.
- **Verfahren**: Beteiligen Sie sich an der Suche nach dem Patienten auf dem Krankenhausgelände und stellen Sie alle relevanten Informationen zur Verfügung.

6. Gelber Code: Auslaufen von Chemikalien oder gefährlichen Stoffen
- **Identifizierung**: Erkennung von ungewöhnlichen Gerüchen, nicht identifizierbaren Flüssigkeiten oder Informationen über ein Leck.
- **Warnung**: Die Gefahr melden und das Gebiet evakuieren, wenn nötig.
- **Verfahren**: Gewährleistung der Patientensicherheit, Befolgung der Protokolle für gefährliche Materialien und Zusammenarbeit mit dem Team, um die Situation zu bewältigen.

7. Weiterbildung und Aktualisierungen
Die Notfallcodes können von Einrichtung zu Einrichtung unterschiedlich sein. Es ist von entscheidender Bedeutung, dass sich die Pflegekraft regelmäßig über aktualisierte Verfahren informiert und an Simulationen oder Schulungen teilnimmt, um sich auf Notfallsituationen vorzubereiten.

Notfallcodes sind ein grundlegender Bestandteil der Sicherheit in Krankenhäusern. Der Pfleger spielt durch seine ständige Präsenz am Patientenbett eine zentrale Rolle bei der Früherkennung von Notfällen und der Umsetzung der entsprechenden Protokolle. Vorbereitung, Wachsamkeit und Reaktionsfähigkeit sind die

Schlüsselwörter, um in kritischen Situationen eine schnelle und wirksame Versorgung zu gewährleisten.

Kapitel 4

UMGANG MIT EMOTIONEN UND SCHWIERIGEN SITUATIONEN

Die Situationen emotional belastet

Die Intensivstation ist eine Welt, in der Extreme aufeinandertreffen, in der Leben und Tod oft im Rhythmus einer unvorhersehbaren Melodie tanzen. Für den Pfleger kann jeder Tag eine intensive emotionale Reise sein, die von Momenten der Freude, der Erleichterung, aber auch der Traurigkeit, der Angst und der Trauer unterbrochen wird. Diese emotional belastenden Situationen zu verstehen und damit umgehen zu können, ist nicht nur für das persönliche Wohlbefinden, sondern auch für die bestmögliche Versorgung der Patienten und ihrer Familien von entscheidender Bedeutung.

Die Auswirkung der Schwere der Fälle
Jeder Patient auf der Intensivstation trägt eine Geschichte in sich, einen Kampf, eine Familie, die auf ihn wartet. Für manche markiert der Aufenthalt auf der Intensivstation einen Wendepunkt, eine zweite Chance auf Leben. Für andere können es die letzten Momente vor einem Abschied sein. Der Pfleger ist oft Zeuge dieser ergreifenden Szenen, in denen Hoffnung und Verzweiflung innerhalb weniger Stunden aufeinander folgen können.

Die Verkündung schlechter Nachrichten
Dies ist ein besonders belastender Moment. Obwohl es normalerweise die Aufgabe des Arztes ist, diese Nachrichten zu überbringen, ist der Pfleger oft in der Nähe und bietet Unterstützung und Mitgefühl. Es ist nicht ungewöhnlich, dass Familien zusammenbrechen, weinen oder sogar wütend werden. Diese Momente erfordern Taktgefühl, Einfühlungsvermögen und manchmal auch die Fähigkeit, sich zurückzunehmen, um sich emotional zu schützen.

Der Tod eines Patienten

Egal, wie oft man damit konfrontiert wird, der Tod eines Patienten ist immer eine Herausforderung. Jeder Pfleger entwickelt seine eigenen Abwehr- und Verarbeitungsmechanismen für solche Situationen, sei es eine Zeit der Besinnung, ein Gespräch mit einem Kollegen oder eine persönliche Zeremonie zum Abschiednehmen.

Momente der Heilung

Glücklicherweise ist die Intensivstation nicht auf die dunklen Momente beschränkt. Zu sehen, wie ein Patient aus dem Koma erwacht, die ersten Worte eines intubierten Menschen zu hören oder bei einem Familientreffen dabei zu sein, sind Momente, die das Herz erhellen und daran erinnern, warum dieser Beruf so wertvoll ist.

Umgang mit den eigenen Emotionen

Angesichts einer solchen emotionalen Achterbahnfahrt ist es für die Pflegekraft entscheidend, ihre eigenen Emotionen zu erkennen und zu akzeptieren. Gespräche, der Austausch mit Kollegen oder sogar die Inanspruchnahme von psychologischer Unterstützung können helfen, Dampf abzulassen und emotionalen Stress zu bewältigen.

Die Arbeit auf der Intensivstation ist eine ständige emotionale Herausforderung. Emotional aufgeladene Situationen sind ein integraler Bestandteil dieser Landschaft. Sie erinnern an die Zerbrechlichkeit des Lebens, aber auch an die Bedeutung von Mitgefühl, Wohlwollen und gegenseitiger Unterstützung. Für die Pflegekraft ist es eine Kunst, durch diese emotionalen Stürme zu navigieren, die mit der Zeit, der Erfahrung und vor allem mit dem Herzen verfeinert wird.

Verkündung schlechter Nachrichten

Im medizinischen Bereich ist die Überbringung schlechter Nachrichten unvermeidlich. Ob es sich um eine schwerwiegende Diagnose, einen ungünstigen Verlauf oder einen bevorstehenden Tod handelt, diese Momente gehören nach wie vor zu den heikelsten und belastendsten für die Beschäftigten im Gesundheitswesen. Traditionell obliegt diese Rolle den Ärzten, doch der Pfleger ist oft in der Nähe und bietet den Patienten und ihren Familien eine wichtige Unterstützung.

Die Vorbereitung auf die Ankündigung
Auch wenn es normalerweise nicht in der Verantwortung der Pflegekraft liegt, schlechte Nachrichten zu überbringen, kann es helfen, vorbereitet zu sein, um Reaktionen vorauszusehen und den Patienten oder die Familie zu unterstützen. Dies bedeutet häufig, sich über die medizinische Situation des Patienten im Klaren zu sein, die Auswirkungen dessen, was gesagt wird, zu verstehen und die unmittelbaren Bedürfnisse nach der Überbringung der Nachricht zu planen.

Der Moment der Ankündigung
Die Atmosphäre im Raum kann spürbar sein. Die Ärzte suchen nach den richtigen Worten und versuchen, die Wahrheit mit Mitgefühl auszubalancieren. Die Gesichter können eine Vielzahl von Emotionen verraten: Schock, Verleugnung, Wut, Traurigkeit. In solchen Momenten kann der Pfleger eine entscheidende Rolle spielen, indem er eine tröstende Präsenz anbietet, die Hand eines Patienten oder Angehörigen hält oder einfach nur ein offenes Ohr bietet.

Reaktionen auf die Ankündigung
Die Reaktionen auf schlechte Nachrichten sind so unterschiedlich wie die Menschen selbst. Einige können offen weinen, andere können sich verschließen und wieder

andere versuchen, mehr Informationen zu erhalten. Der Pfleger muss bereit sein, durch diese Reaktionen zu navigieren, Unterstützung anzubieten, wo sie benötigt wird, und die individuellen Bedürfnisse des Einzelnen zu respektieren.

Der Nachklapp
Die Stunden und Tage nach der Überbringung einer schlechten Nachricht können für den Patienten und seine Familie eine turbulente Zeit sein. Es können Fragen auftauchen, Emotionen können sich verstärken und der Bedarf an Unterstützung kann immer deutlicher werden. Die Pflegekraft ist durch ihre ständige Präsenz ideal positioniert, um diese Unterstützung zu bieten, sei es durch Zuhören, Beruhigung oder Überweisung an andere Gesundheitsfachkräfte.

Die Überbringung schlechter Nachrichten ist eine unumgängliche Etappe im medizinischen Werdegang. Sie ist zweifellos schwierig, aber sie ist auch eine Gelegenheit für die Angehörigen der Gesundheitsberufe, Empathie, Mitgefühl und Hingabe zu zeigen. Für den Pfleger ist es eine Gelegenheit, zu begleiten, zu unterstützen und ein wenig Licht in die dunklen Momente zu bringen.

Umgang mit Todesfällen auf der Intensivstation

Die Intensivstation ist eine der Abteilungen, in denen die medizinischen Wunder eng mit den dunkelsten Realitäten des Lebens verbunden sind. Erfolge werden hier oft mit großer Freude gefeiert, der Tod hingegen kann einen unauslöschlichen Eindruck in den Herzen von Pflegern, Patienten und Familien hinterlassen. Für den Pfleger ist der Umgang mit dem Tod ein komplexer Aspekt seines Berufs, der sowohl Taktgefühl, Mitgefühl als auch Belastbarkeit erfordert.

Der Augenblick des Todes
Der Tod eines Patienten auf der Intensivstation kann plötzlich oder nach einem langen Abbauprozess eintreten. Der Moment des Todes selbst ist ein Moment, in dem die Zeit stillsteht, in dem die Maschinen verstummen können und in dem oft eine feierliche Stille den Raum erfüllt. Der Pfleger kann in diesem Moment anwesend sein und eine beruhigende Präsenz bieten, auf die Würde des Verstorbenen achten und das medizinische Team unterstützen.

Begleitung der Familie
Der Schmerz und die Trauer der Angehörigen können fast greifbar sein. Im Angesicht des Verlustes reagiert jede Familie anders. Einige möchten vielleicht in der Nähe des Verstorbenen bleiben, andere haben vielleicht das Bedürfnis, sich zu entfernen. Der Pfleger spielt eine entscheidende Rolle bei der Begleitung dieser Familien, indem er ihnen Raum, Unterstützung und Verständnis bietet.

Ritualisierung und Respekt
Sobald der Tod bestätigt ist, ist es von entscheidender Bedeutung, den Leichnam würdevoll vorzubereiten. Diese Ritualisierung, ob es sich nun darum handelt, die Augen des Verstorbenen zu schließen, ihn mit einem Laken zu bedecken oder seine Hände friedlich zu legen, ist eine Möglichkeit, den Verstorbenen zu respektieren. Für den Pfleger hat diese Geste eine symbolische Bedeutung, die den Wert und die Achtung vor jedem Leben stärkt.

Persönlicher Umgang mit Trauer
Den Tod aus nächster Nähe zu sehen, ist eine Realität des Berufs auf der Intensivstation. Jeder Pfleger muss daher seine eigenen Mechanismen finden, um mit der

emotionalen Belastung durch diese Verluste umzugehen. Ob Gespräche mit Kollegen, eine Auszeit oder Wellness-Praktiken wie Meditation - die Trauerbewältigung ist ein wesentlicher Aspekt des beruflichen Wohlbefindens.

Die Bedeutung des Debriefings
Nach einem Todesfall organisieren viele Teams Nachbesprechungen. Diese Momente geben den Fachkräften die Möglichkeit, das Ereignis zu besprechen, ihre Gefühle auszudrücken und nach Möglichkeiten zu suchen, die zukünftige Pflege zu verbessern. Für die Pflegekraft sind diese Sitzungen eine Gelegenheit, sich auszudrücken und sich gegenseitig zu unterstützen.

Der Tod auf der Intensivstation ist eine Realität, der sich kein Angehöriger des Gesundheitswesens entziehen kann. Schmerz und Traurigkeit begleiten ihn oft, aber der Umgang mit solchen Momenten ist auch eine Demonstration der Menschlichkeit und des Mitgefühls, die im Herzen des Berufsbildes des Krankenpflegehelfers liegen. Indem sie sowohl die Verstorbenen als auch ihre Familien begleiten, für Respekt und Würde sorgen und sich gegenseitig unterstützen, spielen Krankenpflegehelfer in diesen Übergangsmomenten eine wesentliche Rolle.

Self-care und Burnout-Prävention

Selbstfürsorge und Burnout-Prävention sind Themen, die in der Welt der Medizin untrennbar miteinander verbunden sind. Auf der Intensivstation, angesichts von Situationen, in denen es um Leben und Tod geht, ist die emotionale Intensität auf dem Höhepunkt. Es ist ein Umfeld, in dem jede Entscheidung, jede Geste tiefgreifende Auswirkungen haben kann. In diesem Tumult steht der Pflegehelfer, wie das gesamte Pflegepersonal, am Scheideweg zwischen dem Mitgefühl für seine Patienten und der Wahrung seines eigenen Wohlergehens.

In diesem Meer von Emotionen zu navigieren, ist ein wenig wie ein Gang auf dem Hochseil. Jeden Tag setzt sich der Pfleger für den Komfort und das Wohlbefinden seiner Patienten ein und bietet ein Stück von sich selbst an. Dieses unerschütterliche Engagement ist bewundernswert, kann aber auch zu Zerbrechlichkeit führen. Die Tage sind lang, die Nächte manchmal kurz, und die Emotionen können wie eine Flut schnell überschwemmen.

In diesem Zusammenhang ist Selbstfürsorge kein Luxus, sondern eine Notwendigkeit. Es geht nicht nur darum, sich eine Pause zu gönnen oder sich Zeit für sich selbst zu nehmen, sondern wirklich auf seinen Körper und seinen Geist zu hören. Das kann sich in einer ausgewogenen Ernährung, regelmäßigen körperlichen Übungen, Entspannungstechniken wie Meditation oder Yoga oder auch in entspannenden Momenten mit nahestehenden Personen äußern. Es geht darum, das zu finden, was in einem selbst mitschwingt, was einen frischen Wind in den Strudel der Wiederbelebung bringt.

Aber über die Selbsthilfe hinaus ist die Burnout-Prävention ein proaktiver Ansatz. Es geht darum, die Warnsignale zu erkennen, die Momente, in denen die Erschöpfung über die Leidenschaft zu siegen scheint. Es bedeutet auch, einen Dialog mit Kollegen und Vorgesetzten zu führen und sich Unterstützung zu holen, wenn es nötig ist. Manchmal kann dies eine Beratung durch eine Fachkraft für psychische Gesundheit erfordern, ein Schritt nicht der Schwäche, sondern der Stärke.

Es ist von entscheidender Bedeutung zu verstehen, dass sich um sich selbst zu kümmern auch bedeutet, sich um seine Patienten zu kümmern. Ein ausgeglichener, ausgeruhter und mit sich selbst im Einklang stehender

Pfleger ist ein Fachmann, der eher in der Lage ist, qualitativ hochwertige Pflege zu leisten. Und in diesem empfindlichen Gleichgewicht zwischen Geben und Selbsterhaltung liegt vielleicht die wahre Essenz der Berufung zum Pfleger: eine tiefe Liebe zur Menschheit, aber auch zu sich selbst.

Strategien zur Stressbewältigung

In der Welt der Intensivstation, in der sich Situationen schnell zu lebensbedrohlichen Notfällen entwickeln können, ist Stress ein ständiger Begleiter des Gesundheitspersonals. Der Pfleger, der in diesen Situationen an vorderster Front steht, muss daher wirksame Strategien zur Stressbewältigung entwickeln, um leistungsfähig zu bleiben und sein geistiges und körperliches Wohlbefinden zu bewahren.

Die erste und grundlegende Strategie ist das Erkennen der eigenen Alarmsignale. Das erfordert Selbstbeobachtung, ein genaues Hinhören auf die eigenen Gefühle und den eigenen Körper. Vielleicht ist es ein verspannter Nacken, ein Gefühl der Beklemmung oder eine zunehmende Reizbarkeit. Wenn Sie diese Signale erkennen, können Sie handeln, bevor der Stress überwältigend wird.

Das tiefe Atmen ist eine einfache, aber äußerst wirksame Technik. In Zeiten großer Anspannung kann es helfen, Ruhe und Klarheit in den Geist zu bringen, wenn man sich einige Augenblicke Zeit nimmt, um tief einzuatmen und sich auf die ein- und ausströmende Luft zu konzentrieren. Diese Technik, die sogar am Krankenbett angewendet werden kann, kann ein echtes Schutzschild gegen die umgebende Unruhe sein.

Auch die Einführung fester Routinen ist von Vorteil. Sei es eine Morgenroutine, um den Tag gut zu beginnen, eine Mittagspause fernab vom Lärm des Krankenhauses oder eine Routine nach der Arbeit, um abzuschalten - diese Rituale werden zu Ankern, zu stabilen Orientierungspunkten im Trubel des Alltags.

Körperliche Betätigung ist ein natürliches Gegenmittel gegen Stress. Sie setzt Endorphine, also Wohlfühlhormone, frei und baut gleichzeitig aufgestaute Spannungen ab. Selbst ein zehnminütiger schneller Spaziergang kann sich positiv auf den Gemütszustand auswirken.

Schließlich ist auch die Kommunikation von entscheidender Bedeutung. Wenn man seine Gefühle, Sorgen und sogar Ängste mit vertrauten Kollegen oder Angehörigen teilt, kann das die emotionale Belastung verringern. Manchmal kann schon das Aussprechen von Gefühlen eine neue Perspektive und ein Gefühl der Beruhigung bewirken.
Parallel dazu kann eine Weiterbildung das Selbstvertrauen stärken. Je besser sich der Pflegehelfer auf die Situationen, denen er begegnet, vorbereitet und kompetent fühlt, desto weniger Stress wird er empfinden. Auch spezielle Workshops oder Schulungen zum Thema Stressbewältigung können von Vorteil sein.

Schließlich ist es wichtig, sich daran zu erinnern, dass die Suche nach professioneller Hilfe kein Zeichen von Schwäche, sondern von Stärke ist. Sei es durch die Konsultation eines Psychologen oder die Teilnahme an Selbsthilfegruppen, diese Schritte können wertvolle Werkzeuge für einen proaktiven Umgang mit Stress bieten.

Der Umgang mit Stress in der anspruchsvollen Umgebung der Intensivstation ist eine Kunst, die mit der Zeit und der Erfahrung verfeinert wird. Doch mit den richtigen Strategien kann der Pflegehelfer die täglichen Herausforderungen nicht nur bewältigen, sondern in ihnen auch eine Quelle des Wachstums und der beruflichen Erfüllung finden.

Bedeutung der Aufsicht und psychologische Unterstützung

Die medizinische Welt und insbesondere die Intensivstation ist eine Arena, in der die Fachkräfte täglich mit emotionalen Dilemmas, entscheidenden Entscheidungen und Situationen auf Leben und Tod konfrontiert werden. Inmitten dieser Dynamik ist der Pfleger oft direkter Zeuge menschlichen Leids und gleichzeitig eine der Säulen, die für Komfort und Unterstützung der Patienten sorgen. In diesem Zusammenhang wird die Bedeutung von Supervision und psychologischer Unterstützung schnell deutlich.

Die Bedeutung der Aufsicht :
Supervision ist nicht einfach ein Verwaltungsvorgang. Sie ist ein besonderer Moment, in dem eine erfahrenere Fachkraft die Pflegekraft in ihrer Praxis anleitet und unterstützt. Durch Supervision können Fehler erkannt und korrigiert, bewährte Praktiken gestärkt und Lösungen für komplexe oder verwirrende Fälle gefunden werden.

Aber abgesehen von diesen technischen Aspekten bietet die Supervision einen Raum der Entlastung, einen Ort, an dem man seine Sorgen, Zweifel oder Frustrationen ohne Verurteilung äußern kann. Es ist ein Moment, in dem der Pflegehelfer Vertrauen gewinnen kann, indem er sich auf die Ratschläge und das Feedback des Supervisors stützt.

Psychologische Unterstützung: eher eine Notwendigkeit als eine Option :
Psychologische Unterstützung wiederum ist ein wichtiges Instrument, um die psychische Gesundheit der Fachkräfte zu erhalten. Die Herausforderungen der Intensivstation sind nicht nur physisch oder technisch, sondern auch zutiefst emotional. Todesfälle, kritische Situationen, schwierige Interaktionen mit den Familien - all das kann Spuren hinterlassen.

Psychologische Unterstützung, sei es in Form von Einzelberatungen, Gesprächsgruppen oder therapeutischen Workshops, bedeutet, anzuerkennen, dass der Pflegehelfer selbst ein menschliches Wesen mit seinen Schwächen und Bedürfnissen ist. Diese Sitzungen können dabei helfen, Emotionen zu entwirren, Strategien zur Bewältigung von Stress oder Trauer zu finden und die Resilienz gegenüber den Herausforderungen des Berufs zu stärken.

Darüber hinaus trägt die psychologische Unterstützung zur Entstigmatisierung psychischer Gesundheitsprobleme im medizinischen Umfeld bei. Er erinnert daran, dass das Aufsuchen von Hilfe kein Zeichen von Schwäche ist, sondern ein Schritt der Verantwortung gegenüber sich selbst und seinen Patienten.

Supervision und psychologische Unterstützung sind nicht einfach nur eine Ergänzung zur medizinischen Ausbildung, sondern ein lebenswichtiger Bestandteil davon. Damit der Pfleger sein Bestes geben kann, damit er sich sicher in der anspruchsvollen Welt der Intensivstation bewegen kann, braucht er dieses doppelte Sicherheitsnetz. Diese Hilfsmittel stärken nicht nur die Qualität der Patientenversorgung, sondern sichern auch den Fortbestand und das Wohlergehen der engagierten Fachkräfte, die sie leisten.

KAPITEL 5

KOMMUNIKATION UND BEZIEHUNGEN

Aufbau eines ertrauensverhältnisses

Der Aufbau eines Vertrauensverhältnisses ist das Herzstück jeder Pflegekraft-Patienten-Beziehung. In der Welt der Intensivstation, in der es oft um Leben und Tod geht, ist diese Beziehung umso entscheidender. Sie bildet das Fundament, auf dem der gesamte Pflegeprozess von der Diagnose bis zur Genesung aufbaut. Die Kunst der Vertrauensbildung ist für den Pfleger von entscheidender Bedeutung. Hier ist eine Erkundung dieser Dynamik.

Auf der Intensivstation befinden sich die Patienten oft in einem extrem verletzlichen Zustand. Sie können nicht in der Lage sein, sich zu verständigen, sind auf die grundlegendsten Pflegemaßnahmen angewiesen und haben Angst vor ihrem Zustand. In dieser aufgeladenen Atmosphäre übernimmt der Pfleger oft die Rolle des ersten Ansprechpartners, der Trost und Verständnis spendet und gleichzeitig die wichtigsten Aufgaben für das Wohlbefinden des Patienten erfüllt.

Um dieses Vertrauensverhältnis aufzubauen, muss der Pfleger zunächst einmal Einfühlungsvermögen zeigen. Das bedeutet nicht nur, Mitgefühl zu zeigen, sondern wirklich zu versuchen, den Patienten, seine Ängste, seine Bedürfnisse und seine Sorgen zu verstehen. Es ist ein aktives Zuhören, eine beruhigende Präsenz, die dem Patienten sagt: "Ich bin für Sie da".

Die zweite Säule dieses Vertrauens ist eine offene und ehrliche Kommunikation. Das bedeutet, den Patienten darüber zu informieren, was passieren wird, ihm die Verfahren zu erklären und seine Fragen geduldig zu beantworten. Es bedeutet auch, die eigenen Grenzen anzuerkennen und gegebenenfalls zu sagen "Ich weiß es nicht, aber ich werde mich erkundigen".

Beständigkeit ist ein weiteres Schlüsselelement. Auf einer Intensivstation, wo sich alles in einem Augenblick ändern kann, kann es für den Patienten sehr beruhigend sein, eine konstante und vorhersehbare Präsenz zu haben. Das kann so einfach sein, wie den Patienten immer zu begrüßen, wenn er das Zimmer betritt, oder mit ihm zu sprechen, auch wenn er bewusstlos ist.

Auch die Vertraulichkeit ist von größter Bedeutung. Der Patient muss wissen, dass seine Informationen, Bedenken und Vertraulichkeiten mit größtem Respekt behandelt werden und nicht ohne Not weitergegeben werden.
Dieses Vertrauensverhältnis beschränkt sich jedoch nicht nur auf den Patienten. Es erstreckt sich auch auf die Familie und die Angehörigen. Sie sind oft genauso ängstlich oder sogar noch ängstlicher und brauchen Beruhigung, Information und Unterstützung. Die Pflegekraft kann in dieser Beziehung eine entscheidende Rolle spielen, indem sie als Brücke zwischen dem medizinischen Team und der Familie fungiert.

Schließlich ist es entscheidend zu verstehen, dass Vertrauen ein kontinuierlicher Prozess ist. Es muss kultiviert, gepflegt und manchmal auch neu aufgebaut werden. Fehler können passieren, Missverständnisse können auftreten, aber es ist die Art und Weise, wie man mit ihnen umgeht, die das Vertrauen stärkt oder untergräbt.

Letztendlich bedeutet der Aufbau einer Vertrauensbeziehung auf der Intensivstation, die Menschlichkeit des Patienten und seiner Familie anzuerkennen und sie mit Würde, Respekt und Mitgefühl zu behandeln. Für den Pflegehelfer ist diese Beziehung zugleich eine Verantwortung und ein Privileg, der Kern seiner Berufung.

Kommunikationstechniken
mit dem Patienten

Die Techniken der Kommunikation mit Patienten auf Intensivstationen sind von größter Bedeutung. Die Patienten befinden sich dort oft in einem sehr verletzlichen Zustand und verfügen über eine eingeschränkte oder gar keine Kommunikationsfähigkeit. Der Pfleger als wichtiges Mitglied des Behandlungsteams muss daher mit einer Reihe von Fähigkeiten ausgestattet sein, um effektiv und einfühlsam interagieren zu können. Im Folgenden werden diese Techniken im fließenden Rahmen der Intensivstation erkundet.

1. Aktives Zuhören :
Aktives Zuhören ist die Kunst, nicht nur die gesprochenen Worte, sondern auch die unausgesprochenen Emotionen und Gefühle zu hören. Dazu gehört, den Patienten anzuschauen, ihm volle Aufmerksamkeit zu schenken und verbale und nonverbale Antworten zu geben, um zu zeigen, dass man ihm zuhört.

2. Nonverbale Kommunikation :
Gesichtsausdrücke, Blickkontakt, Gesten und Körperhaltung sind wesentliche Kommunikationsmittel bei der Wiederbelebung. Ein beruhigendes Lächeln, eine ausgestreckte Hand oder eine offene Körperhaltung können oft mehr sagen als Worte.

3. Klarstellung :
Wenn der Patient etwas Mehrdeutiges oder Verwirrendes sagt, ist es unerlässlich, um Klärung zu bitten, um sicherzustellen, dass die Botschaft richtig verstanden wurde. Dies kann geschehen, indem man das, was der Patient gesagt hat, neu formuliert oder offene Fragen stellt, um mehr Details zu erfahren.

4. Langsam und deutlich sprechen :
Viele Patienten auf der Intensivstation sind möglicherweise verwirrt oder haben Schwierigkeiten, komplexe Informationen zu verarbeiten. Daher ist es wichtig, in einem angemessenen Tempo zu sprechen und medizinischen Jargon zu vermeiden.

5. Berührungen angemessen einsetzen :
Eine einfache Berührung, z. B. eine Hand auf der Schulter, kann ein starkes Mittel sein, um Mitgefühl, Trost oder Zuversicht zu vermitteln, wenn sie respektvoll und angemessen eingesetzt wird.

6. Validierung :
Die Gefühle und Sorgen des Patienten zu validieren ist entscheidend. Das bedeutet, ihre Gefühle ohne Wertung anzuerkennen, auch wenn man nicht unbedingt etwas dagegen tun kann.

7. Stellen Sie offene Fragen :
Dies ermutigt den Patienten, seine Gedanken und Gefühle freier mitzuteilen, anstatt einfach mit "Ja" oder "Nein" zu antworten.

8. Anwesend sein :
Präsenz ist nicht nur körperlich. Es bedeutet, dem Patienten gegenüber voll und ganz aufmerksam zu sein, ohne Ablenkungen.

9. Bedürfnisse voraussehen :
Mit zunehmender Erfahrung kann die Pflegekraft oft voraussehen, was ein Patient brauchen könnte oder wie er sich fühlen könnte, und proaktiv darauf reagieren.

10. Stille respektieren :
Nicht alles muss gesagt werden. Manchmal kann Stille

Raum für Reflexion, Heilung oder Informationsverarbeitung bieten.

11. Die Kommunikation an die Bewusstseinsstufe anpassen :
Auch wenn ein Patient bewusstlos oder nicht ansprechbar erscheint, ist es von entscheidender Bedeutung, weiterhin mit ihm zu sprechen und zu erklären, was vor sich geht. Viele Patienten berichten später, dass sie selbst in einem veränderten Zustand Gespräche gehört oder die Anwesenheit von Betreuern gespürt haben.
Zusammenfassend lässt sich sagen, dass die Kommunikation auf der Intensivstation ein empfindliches Gleichgewicht zwischen technischem Ausdruck und menschlichem Einfühlungsvermögen darstellt. Für den Pfleger ist das Beherrschen dieser Techniken nicht nur wesentlich, um eine qualitativ hochwertige Pflege zu leisten, sondern auch, um die wertvolle Vertrauensbeziehung zum Patienten zu stärken, die das Herzstück jeder Heilung ist.

Rolle des aktiven Zuhörens

Aktives Zuhören ist weit mehr als nur eine Kommunikationsfähigkeit. Es ist der Grundstein für eine authentische und einfühlsame menschliche Interaktion, insbesondere in Umgebungen, in denen Sensibilität und Verständnis von entscheidender Bedeutung sind, wie z. B. auf der Intensivstation. Lassen Sie uns in die Tiefe und Reichweite des aktiven Zuhörens im Kontext der Rolle des Pflegers eintauchen.

Im ständigen Murmeln der Maschinen, dem Klappern der Instrumente und dem unaufhörlichen Ballett der Pfleger auf der Intensivstation wird das aktive Zuhören zum stillen Leuchtturm, der die Interaktion zwischen Pfleger und

Patient leitet. Jenseits von Worten ist es ein totales Engagement, eine Öffnung für den anderen, die es ermöglicht, nicht nur das Gesagte wahrzunehmen, sondern auch das, was verschwiegen oder weggelassen wird.

1. Rückversicherung :
Auf der Intensivstation ist der Patient oft verängstigt, desorientiert oder in Not. Durch aktives Zuhören kann die Pflegekraft diese Gefühle erkennen und eine angemessene Rückversicherung bieten, die dem Patienten zeigt, dass er verstanden und umsorgt wird.

2. Tiefes Verständnis :
Patienten äußern ihre Bedürfnisse oder Sorgen nicht immer direkt. Durch aktives Zuhören können Sie subtile Hinweise, Nuancen in der Stimme oder Unausgesprochenes erkennen, die entscheidende Informationen für das Wohlbefinden des Patienten offenbaren können.

3. Vermeidung von Missverständnissen :
In der klinischen Welt können Fehler schwerwiegende Folgen haben. Durch aktives Zuhören kann die Pflegekraft sicherstellen, dass sie die Bedürfnisse und Sorgen des Patienten richtig versteht, und so potenziell gefährliche Missverständnisse vermeiden.

4. Stärkung der therapeutischen Bindung :
Wenn sich ein Patient angehört und verstanden fühlt, ist es wahrscheinlicher, dass er seinem Betreuer vertraut. Dieses Vertrauen ist auf der Intensivstation, wo die Eingriffe invasiv und belastend sein können, lebenswichtig.

5. Frühzeitige Erkennung von Komplikationen :
Manchmal können die ersten Anzeichen für eine Komplikation oder Verschlechterung subtil sein: eine leichte Unruhe in der Stimme, ein Zögern, Schmerzen zu

äußern. Aktives Zuhören kann helfen, diese frühen Anzeichen zu erkennen.

6. Erleichterung der Entscheidungsfindung :
Indem der Pflegende den Sorgen, Ängsten und Hoffnungen des Patienten aktiv zuhört, kann er das medizinische Team besser anleiten, um die Pflege anzupassen und fundierte Entscheidungen zu treffen.

7. Emotionale Unterstützung :
Zuhören ist an sich schon eine Form der Therapie. Allein die Tatsache, dass jemand zuhört, ohne zu urteilen, kann einem Patienten in Not großen Trost spenden.

8. Vorbeugung von Burnout :
Für die Pflegekraft selbst kann das aktive Zuhören ein bewahrendes Instrument sein. Wenn man wirklich präsent und verbunden ist, kann man das Gefühl des Abschaltens vermeiden, das zu Burnout führen kann.
Alles in allem ist das aktive Zuhören bei der Intensivstation eine zutiefst menschliche Handlung, aber auch ein wertvolles klinisches Instrument. Für den Pfleger verkörpert es die Essenz seiner Berufung: für den anderen da zu sein, in all seiner Komplexität und Verletzlichkeit, und so zur Heilung beizutragen, sowohl physisch als auch emotional.

Zusammenarbeit mit Familien

Die Zusammenarbeit mit den Familien ist ein grundlegender Aspekt der Arbeit von Pflegerinnen und Pflegern auf der Intensivstation. Die Familien spielen eine zentrale Rolle bei der emotionalen, psychologischen und manchmal auch physischen Unterstützung des Patienten. Als tragende Säule des Heilungsprozesses erfordern sie besondere Aufmerksamkeit und Zusammenarbeit, um eine umfassende Betreuung des Patienten zu gewährleisten. Entschlüsseln wir diesen entscheidenden Aspekt.

Im Herzen der Intensivstation kann jedes Piepen der Maschine, jede Bewegung des medizinischen Personals eine brutale Erinnerung für eine Familie sein, dass sich ihr Angehöriger in einem kritischen Zustand befindet. In dieser Atmosphäre, in der die Anspannung spürbar ist, positioniert sich der Pflegehelfer mit seiner täglichen Nähe zum Patienten oft als Bindeglied zwischen dem medizinischen Team und der Familie.

1. Begrüßung und Orientierung :
Wenn eine Familie zum ersten Mal die Intensivstation betritt, ist sie oft verwirrt und ängstlich. Der Pfleger begrüßt sie, gibt ihnen Orientierung, erklärt ihnen die Regeln und Routinen und baut so ein erstes Vertrauensverhältnis auf.

2. Zuhören und Einfühlungsvermögen :
Die Familien müssen ihre Sorgen, Hoffnungen und Zweifel ausdrücken. Der Pfleger bietet ein offenes Ohr und wird so zu einer Quelle emotionaler Unterstützung.

3. Regelmäßige Aktualisierung :
Auch wenn die Pflegekraft nicht immer medizinische Details nennen kann, so kann sie die Familie dennoch über das tägliche Wohlbefinden des Patienten beruhigen, über die Nachtruhe, die Ernährung oder andere Aspekte, die in ihren Zuständigkeitsbereich fallen.

4. Bildung:
Wenn man den Familien hilft, die Umgebung der Intensivstation, die Geräte, Geräusche und Routinen zu verstehen, kann dies die Angst verringern. Der Pfleger kann der Familie auch beibringen, wie sie mit dem Patienten interagieren sollen, insbesondere wenn dieser intubiert oder bewusstlos ist.

5. Unterstützung in schwierigen Zeiten :
Wenn schlechte Nachrichten überbracht oder schwierige Entscheidungen getroffen werden müssen, kann die Pflegekraft durch ihre intime Kenntnis des Patienten und seiner Familie eine wesentliche Unterstützung bieten, sei es, dass sie einfach nur anwesend ist oder die Kommunikation zwischen der Familie und dem medizinischen Team erleichtert.

6. Zur Teilnahme ermutigen :
Ob er den Patienten stimuliert, mit ihm spricht, ihn berührt oder einfach nur anwesend ist, der Pfleger kann die Familie dazu ermutigen, eine aktive Rolle zu übernehmen, wodurch die Bindung zwischen Patient und Familie gestärkt und die Genesung erleichtert wird.

7. Vorbereitung auf die Entlassung :
Wenn ein Patient bereit ist, die Intensivstation zu verlassen, kann der Pfleger die Familie bei den Vorbereitungen unterstützen, indem er sie über die nächsten Schritte informiert, ihre Fragen beantwortet und sie gegebenenfalls an andere Ressourcen verweist.

8. Selbstfürsorge :
Es ist auch entscheidend, dass die Pflegekraft die Familie dazu ermutigt, sich selbst zu versorgen, indem sie sie daran erinnert, wie wichtig es ist, zu essen, sich auszuruhen und bei Bedarf Unterstützung zu suchen.

9. Mediation :
Manchmal kann es zu Spannungen kommen, sei es zwischen Familienmitgliedern oder zwischen der Familie und dem medizinischen Team. Dank seiner einzigartigen Position kann der Pflegehelfer als Vermittler fungieren, die Kommunikation erleichtern und helfen, Missverständnisse zu klären.

Letztendlich beschränkt sich die Zusammenarbeit mit Familien nicht auf eine Reihe von Aufgaben oder Routinen. Sie ist eine heikle Kunst, ein Gleichgewicht zwischen Unterstützung, Erziehung, Zuhören und Vermittlung. Für den Intensivpfleger ist jede Familie einzigartig, jede Geschichte ist einzigartig, aber das Ziel bleibt dasselbe: den Patienten mit einem Kreis von Fürsorge und Liebe zu umgeben, um den bestmöglichen Ausgang zu fördern.

Begleitung und Unterstützung

Die Begleitung und Unterstützung auf der Intensivstation geht über die bloße medizinische Versorgung hinaus. Sie berühren den Kern der menschlichen Dimension der Pflege, bei der die Pflegekraft eine zentrale Rolle spielt. In der Welt der Intensivstation, in der medizinische Technik und Dringlichkeit nebeneinander bestehen, bringen Begleitung und Unterstützung einen wesentlichen Hauch von Menschlichkeit, Wärme und Hoffnung mit sich.
Tauchen wir ein in diese Reise der Begleitung und Unterstützung durch die Augen und Gesten der Pflegekraft. In der ätherischen Landschaft der Intensivstation, wo die Zeit manchmal stillzustehen scheint, ist jeder Patient viel mehr als eine Reihe von Symptomen oder Diagnosen. Er ist ein Mensch mit einer Geschichte, mit Träumen, Ängsten und Hoffnungen. Der Pfleger weiß das. Und in diesem Ballett der Pflege wird die Begleitung und Unterstützung zu einem zarten Tanz zwischen Präsenz, Zuhören und Handeln.

1. Anwesenheit :
Die bloße Anwesenheit des Pflegers, seine beruhigende Hand, sein mitfühlender Blick können einem verängstigten Patienten oder einer verzweifelten Familie immensen Trost spenden. Manchmal ist Schweigen die mächtigste Unterstützung.

93

2. Zuhören:

Im Trubel der Maschinen und Interventionen wird das aktive Zuhören des Pflegers für den Patienten zu einem Zufluchtsort. Es ist die Gelegenheit für ihn, seine Ängste und Sorgen zu äußern oder einfach eine Anekdote oder Erinnerung mitzuteilen.

3. Emotionale Unterstützung :

Angesichts von Schmerz, Unbehagen oder Unsicherheit bietet die Pflegekraft eine Schulter zum Anlehnen, ein tröstendes Wort oder einfach eine stille, aber wohlwollende Präsenz.

4. Körperliche Unterstützung :

Von der einfachen Hilfe bei der Mobilisierung bis hin zum Komfort im Bett sorgt die Pflegekraft dafür, dass der Patient sich so wohl wie möglich fühlt, und minimiert so Schmerzen und Beschwerden.

5. Psychologische Unterstützung :

Indem die Pflegekraft auf die emotionalen und psychologischen Bedürfnisse des Patienten eingeht und Anzeichen von Not erkennt, kann sie auf eine geeignete psychologische Betreuung verweisen.

6. Bildung :

Durch ihre pädagogische Rolle hilft die Pflegekraft dem Patienten und seiner Familie, Verfahren, Geräte und Interventionen zu verstehen, und baut so Ängste und Befürchtungen ab.

7. Verbindung zum medizinischen Team :

Als Bindeglied im Team erleichtert die Pflegekraft die Kommunikation zwischen dem Patienten, seiner Familie und dem medizinischen Team und sorgt so für eine kontinuierliche Pflege und gegenseitiges Verständnis.

8. Spirituelle Begleitung :
Für manche Patienten spielt die Spiritualität eine entscheidende Rolle in ihrem Heilungsprozess. Der Pfleger respektiert diese Bedürfnisse und kann den Besuch eines spirituellen Führers oder eines religiösen Vertreters erleichtern, wenn der Patient dies wünscht.

9. Begleitung am Lebensende :
In Momenten, in denen sich das Leben zurückzuziehen scheint, bleibt die Pflegekraft eine unschätzbare Stütze und sorgt für Komfort, Würde und Respekt für den Patienten und seine Familie.

In diesem heiklen Tanz der Begleitung und Unterstützung offenbart sich der Pflegehelfer nicht nur als Gesundheitsfachkraft, sondern auch als zutiefst menschliches Wesen, das mit jedem Patienten und seiner Familie ein Band der Liebe, des Respekts und des Wohlwollens knüpft. Es ist nicht nur eine Berufung, sondern eine Kunst, eine Gabe, eine Mission.

Erwartungen verwalten und die Ängste der Angehörigen

Der Umgang mit den Erwartungen und Ängsten der Angehörigen auf der Intensivstation ist eine komplexe Herausforderung. Die Intensivstation wird oft als eine Zone der Ungewissheit wahrgenommen, in der die Hoffnung auf Genesung mit der Angst vor Verlust koexistiert. In dieser Umgebung spielt der Pfleger eine entscheidende Rolle, nicht nur bei der Pflege des Patienten, sondern auch bei der Navigation durch das emotionale Labyrinth der Angehörigen.

Tauchen wir ein in die Art und Weise, wie ein Pflegehelfer diese heikle Aufgabe mit Einfühlungsvermögen und Professionalität angehen kann.

Auf der Intensivstation wird jedes Geräusch, jeder Alarm und jede Bewegung von den Angehörigen mit Sorge beobachtet. Die Komplexität der Geräte, das Kommen und Gehen des Pflegepersonals, die Gespräche im Flüsterton: All das kann die Angst noch verstärken. Der Pfleger ist durch seine tägliche Nähe zum Patienten oft die erste Anlaufstelle für diese Familien, die nach Antworten suchen.

1. Aktiv zuhören :
Der erste Schritt, um mit Erwartungen umzugehen, besteht darin, zu verstehen, was sie sind. Der Pflegende nimmt sich die Zeit, den Sorgen, Ängsten und Hoffnungen der Angehörigen zuzuhören. Dieses aufrichtige Zuhören hilft, eine vertrauensvolle Beziehung aufzubauen.

2. Klare und transparente Kommunikation :
Auch wenn die Pflegekraft nicht über alle medizinischen Antworten verfügt, kann sie Informationen über das tägliche Wohlbefinden des Patienten weitergeben und dabei klarstellen, was in ihren Zuständigkeitsbereich fällt und was die Intervention eines Arztes oder einer Krankenschwester erfordert.

3. Beruhigen, ohne falsche Versprechungen zu machen :
Es ist entscheidend, ein Gleichgewicht zwischen der Beruhigung der Familie und der Vermeidung falscher Erwartungen zu finden. Die Pflegekraft kann über die beobachteten Fortschritte sprechen und dabei die Situation realistisch .einschätzen

4. Ausbildung :
Wenn man den Angehörigen hilft, die Umgebung der

Intensivstation, die Routinen und die Geräte zu verstehen, kann dies ihre Angst deutlich verringern. Wer mehr versteht, hat weniger Angst.

5. Schaffen Sie eine einladende Umgebung :
Ob es sich um einen ruhigen Raum für Gespräche handelt oder darum, einen Moment der Intimität mit dem Patienten zu gewährleisten - diese kleinen Aufmerksamkeiten können sehr dazu beitragen, Ängste zu lindern.

6. Überweisung an andere Fachleute :
Wenn die Angehörigen von der Angst oder Trauer überfordert zu sein scheinen, kann der Pfleger vorschlagen, dass sie sich mit einem Psychologen oder Sozialarbeiter des Krankenhauses treffen, um weitere Unterstützung zu erhalten.

7. Respektieren Sie den Rhythmus und die Bedürfnisse jedes Einzelnen :
Jede Familie und jeder Angehörige hat seine eigene Art, mit Ängsten umzugehen. Manche möchten genaue Details erfahren, andere bevorzugen einen Überblick. Einige möchten ständig in der Nähe des Patienten bleiben, andere brauchen frische Luft. Diese Unterschiede zu erkennen und zu respektieren ist von entscheidender Bedeutung.

8. Empathie zeigen :
Oft ist es mehr als Worte, dass das Einfühlungsvermögen am meisten spricht. Ein Lächeln, eine Hand auf der Schulter oder ein mitfühlender Blick können Wunder wirken, um die Ängste der Angehörigen zu lindern.
Bei dieser heiklen Aufgabe, die Erwartungen und Ängste zu bewältigen, wird der Pfleger durch seine Menschlichkeit und Professionalität zu einem Leuchtturm für die Angehörigen, der sie durch den emotionalen Sturm der Intensivstation leitet.

Kapitel 6

SICHERHEIT UND PRÄVENTION

Hygieneprotokolle

Die Hygiene ist ein grundlegender Pfeiler der Intensivmedizin. In einer Umgebung, in der sich die Patienten oft in einem kritischen Zustand befinden und ihre Immunabwehr geschwächt sein kann, ist die strikte Einhaltung von Hygieneprotokollen entscheidend, um nosokomiale Infektionen zu verhindern und die Sicherheit aller zu gewährleisten. Die Pflegekraft steht bei der Umsetzung dieser Protokolle an vorderster Front. Lassen Sie uns in die entscheidende Dimension der Hygiene auf der Intensivstation durch die Brille der Pflegekraft eintauchen.

Wenn man durch die Türen der Intensivstation geht, betritt man ein Heiligtum der Sauberkeit und Sterilität. Jedes Detail, jede Bewegung ist darauf ausgelegt, das Infektionsrisiko zu minimieren. In diesem Universum arbeitet der Krankenpflegehelfer, der über umfassende Kenntnisse der Hygieneprotokolle verfügt.

1. Hygiene der Hände :
Sie ist die erste und wesentlichste Barriere gegen Infektionen. Die Pflegekraft sollte sich regelmäßig die Hände waschen, und zwar vor und nach jedem Patientenkontakt, nach dem Ausziehen von Handschuhen, nach dem Kontakt mit Körperflüssigkeiten und nach dem Berühren potenziell kontaminierter Gegenstände oder Oberflächen. Hydroalkoholisches Gel wird aufgrund seiner Wirksamkeit und schnellen Wirkung häufig verwendet.

2. Tragen von persönlicher Schutzausrüstung (PSA) :
Handschuhe, Kittel, Masken, Schutzbrillen, Mützen. Diese Ausrüstungen variieren je nach der auszuführenden Aufgabe und dem damit verbundenen Risikoniveau. Die Pflegekraft muss darin geschult werden, sie korrekt zu verwenden und sie ohne Kontaminationsrisiko abzulegen.

3. Abfallentsorgung :

Medizinische Abfälle müssen sortiert und unter Beachtung spezifischer Kategorien entsorgt werden: Abfälle aus infektiösen Pflegetätigkeiten (DASRI), hausmüllähnliche Abfälle etc. Die Pflegekraft muss sicherstellen, dass der Abfall in die richtigen Behälter gefüllt und vorschriftsmäßig entsorgt wird.

4. Reinigung und Desinfektion :

Alle Ausrüstungsgegenstände, Oberflächen, Böden und medizinischen Geräte müssen regelmäßig nach genauen Protokollen gereinigt und desinfiziert werden, um die Ausbreitung von Keimen zu verhindern.

5. Hygiene der Patienten :

Körperpflege, Kleiderwechsel, Intimhygiene - alles wird mit größter Sorgfalt durchgeführt, um Infektionen vorzubeugen und das Wohlbefinden des Patienten zu fördern.

6. Prävention von Infektionen, die mit Medizinprodukten assoziiert sind :

Katheter, Sonden, Beatmungsgeräte. Alle diese Geräte können, wenn sie nicht richtig gehandhabt werden, Infektionsüberträger sein. Die Pflegekraft muss wachsam sein und die Protokolle für ihr Anlegen, ihre Pflege und ihre Entfernung befolgen.

7. Ernährung und Flüssigkeitszufuhr :

Auch bei der Zubereitung und Verteilung von Mahlzeiten ist Hygiene von entscheidender Bedeutung. Die Arbeitsflächen müssen sauber sein, die Lebensmittel bei der richtigen Temperatur aufbewahrt werden und es müssen Vorsichtsmaßnahmen getroffen werden, um Kontaminationen zu vermeiden.

8. Kontinuierliche Fortbildung :

Die Hygieneprotokolle werden regelmäßig weiterentwickelt, um neuen Forschungsergebnissen und Rückmeldungen

Rechnung zu tragen. Der Pflegehelfer muss sich daher ständig fortbilden, um immer auf dem neuesten Stand zu sein.

Auf der Intensivstation wird jeder Handgriff und jeder Eingriff mit chirurgischer Präzision ausgeführt, nicht nur um zu heilen, sondern auch um zu schützen. In dieser Mission ist der Pflegehelfer ein Schlüsselakteur, der für Hygiene und Sicherheit sorgt und unermüdlich darauf achtet, die Unversehrtheit der Patienten und des Pflegeteams zu wahren.

Prävention nosokomiale Infektionen

Die Prävention nosokomialer Infektionen ist ein wichtiges Anliegen in Krankenhäusern und insbesondere auf Intensivstationen, wo sich die Patienten oft in einem kritischen Zustand befinden und daher anfälliger sind. Nosokomiale Infektionen sind Infektionen, die bei der Aufnahme des Patienten in das Krankenhaus weder vorhanden sind noch inkubiert werden, sich aber während oder nach dem Krankenhausaufenthalt entwickeln. Sie können schwerwiegende Folgen für den Patienten haben und zusätzliche Kosten für das Gesundheitssystem verursachen. Die Pflegekraft spielt eine zentrale Rolle bei der Umsetzung von Präventivmaßnahmen.

Die Bedeutung von Prävention
Innerhalb der Mauern einer Intensivstation zählt jedes Detail. Eine Infektion kann sich leicht ausbreiten, wenn die Hygiene und die Protokolle nicht genau eingehalten werden. Der Pfleger, der oft als Erster in direktem und ständigem Kontakt mit dem Patienten steht, ist daher das Herzstück dieser Prävention.

1. Hände waschen :
Das klingt einfach, ist aber eine der wirksamsten

Maßnahmen, um die Übertragung von Infektionen zu verhindern. Das Händewaschen sollte vor und nach dem Kontakt mit dem Patienten, nach dem Berühren potenziell kontaminierter Oberflächen oder Gegenstände und nach dem Kontakt mit Körperflüssigkeiten durchgeführt werden. Die Verwendung von hydroalkoholischen Lösungen wird aufgrund ihrer Schnelligkeit und Wirksamkeit befürwortet.

2. Persönliche Schutzausrüstung (PSA) :
Das korrekte und systematische Tragen von PSA (Handschuhe, Masken, Kittel, Schutzbrillen) bei der Pflege und bei Interventionen ist entscheidend, um die Übertragung von Mikroorganismen zu verhindern.

3. Hygiene des Patienten :
Ein sauberer Patient ist weniger anfällig für die Entwicklung von Infektionen. Die tägliche Hygiene wie Waschen, ggf. Baden im Bett, regelmäßiges Wechseln von Kleidung und Bettwäsche trägt zur Vorbeugung bei.

4. Aseptische Techniken :
Bei der Einführung oder Handhabung von invasiven medizinischen Geräten (Katheter, Sonden ...) müssen unbedingt aseptische Techniken angewendet werden, um das Infektionsrisiko zu verringern.

5. Verwaltung der Umwelt :
Eine saubere Umgebung ist ebenfalls von entscheidender Bedeutung. Oberflächen, vor allem die in der Nähe des Patienten, sollten regelmäßig gereinigt und desinfiziert werden. Ebenso sollte die Luft im Raum durch geeignete Belüftungssysteme gereinigt werden.

6. Überwachung und Warnung :
Die Pflegekraft sollte darin geschult werden, die Anzeichen einer beginnenden Infektion beim Patienten zu erkennen, wie z. B. Fieber, Schüttelfrost oder jegliche Veränderung

des Allgemeinzustands. Eine schnelle Erkennung ermöglicht eine sofortige Behandlung, wodurch das Fortschreiten der Infektion begrenzt wird.

7. Impfungen :
Die Sicherstellung, dass das Pflegepersonal über einen aktuellen Impfschutz verfügt, ist ebenfalls ein wirksames Mittel zur Prävention, insbesondere gegen die Grippe, die für Patienten auf der Intensivstation besonders gefährlich sein kann.

8. Schulung und Sensibilisierung :
Protokolle können sich ändern, und es ist von entscheidender Bedeutung, dass das gesamte Personal, einschließlich der Pflegekräfte, regelmäßig geschult und über bewährte Verfahren zur Verhütung nosokomialer Infektionen aufgeklärt wird.
Auf der Intensivstation, wo das Risiko allgegenwärtig und die Fehlertoleranz gering ist, ist der Pfleger einer der stillen Wächter der Patientensicherheit. Mit seinen Handlungen, Gesten und seiner Wachsamkeit trägt er aktiv zur Schaffung einer sicheren Umgebung bei, in der die Genesung ohne die zusätzliche Bedrohung durch nosokomiale Infektionen erfolgen kann.

Korrekte Verwendung der persönlichen Schutzausrüstung

Die korrekte Verwendung von persönlicher Schutzausrüstung (PSA) ist entscheidend, um die Ausbreitung von Infektionen zu verhindern und die Sicherheit von Patienten und medizinischem Personal zu gewährleisten, insbesondere in einem sensiblen Umfeld wie der Intensivstation. PSA fungieren als physische Barriere, die verhindert, dass Keime und Kontaminanten den Anwender erreichen. Sie sind jedoch nur dann wirksam, wenn sie richtig angewendet werden. Hier ist ein Überblick über diese wichtige Praxis durch die Brille eines Intensivstationshelfers.

Das Wesen des Schutzes
In der kontrollierten Atmosphäre einer Wiederbelebungsstation zählt jede Sekunde, jedes Detail ist wichtig. Die PSA ist die erste Verteidigungslinie für den Helfer gegen die unsichtbare Armee von Mikroorganismen. Sie ist eine Rüstung, aber wie jede Rüstung muss sie richtig getragen werden, um maximalen Schutz zu bieten.

1. Kenntnis der PSA :
Zuallererst ist es entscheidend zu wissen, welche Art von PSA für die jeweilige Aufgabe erforderlich ist. Dies kann von einem einfachen Paar Handschuhe bis hin zu einem vollständigen Trockenanzug reichen, je nach dem damit verbundenen Risiko.

2. Anziehen :
- Beginnen Sie mit gründlichem Händewaschen.
- **Legen Sie die Kleidung in der richtigen Reihenfolge an:** zuerst den Kittel, dann die Maske, dann die Schutzbrille oder das Visier und schließlich die Handschuhe. Diese Reihenfolge stellt sicher, dass die Handschuhe, die am ehesten kontaminiert werden, über die Handgelenke des Kittels gezogen werden, wodurch die freiliegende Hautfläche verringert wird.
- Achten Sie darauf, dass alle PSA gut sitzt und alle notwendigen Bereiche abdeckt, ohne zu eng zu sein.

3. Entfernen :
Der Zeitpunkt des Ablegens der PSA ist entscheidend, da zu diesem Zeitpunkt das Risiko einer Ansteckung am größten ist.

- **Ziehen Sie zuerst die Handschuhe aus,** da sie wahrscheinlich am stärksten kontaminiert sind.
- Nehmen Sie dann das Visier oder die Brille ab und berühren Sie dabei nur die Bügel.
- **Ziehen Sie die Bluse aus,** indem Sie sie aufrollen und dabei die Außenseite nicht berühren.
- **Nehmen Sie schließlich die Maske ab,** berühren Sie dabei nur die Gummibänder oder Befestigungen, und werfen Sie sie weg.

Nach dem Ablegen der PSA müssen Sie sich unbedingt gründlich die Hände waschen.

4. Entsorgung und Desinfektion :

Entsorgen Sie Einweg-PSA ordnungsgemäß in dafür vorgesehenen Abfallbehältern. Wenn die PSA wiederverwendbar ist, befolgen Sie die entsprechenden Desinfektionsprotokolle für die jeweilige Ausrüstung.

5. Schulung und Überprüfung :

Es ist von entscheidender Bedeutung, dass die Pflegekraft eine angemessene Schulung über die Verwendung von PSA erhält und regelmäßig beurteilt und auf den neuesten Stand der besten Praktiken gebracht wird.

Zusammenfassend lässt sich sagen, dass auf der Intensivstation kein Platz für Fehler ist. Die richtige Verwendung der PSA ist mehr als eine einfache Schutzmaßnahme: Sie ist eine Verpflichtung, eine Geste des Respekts gegenüber sich selbst, den Patienten und dem gesamten medizinischen Team. Wenn der Pflegehelfer seine Rüstung richtig trägt, steht er als Bollwerk gegen unsichtbare Bedrohungen und sorgt so für eine sicherere Umgebung für alle.

Sicherheit der Patienten

Die Sicherheit von Patienten auf Intensivstationen steht im Mittelpunkt aller Bemühungen. In dieser komplexen Umgebung, in der die Patienten besonders verletzlich sind, ist jeder Handgriff, jede Entscheidung und jede Intervention von entscheidender Bedeutung. Der Pfleger als ständige Schnittstelle zwischen dem Patienten und dem medizinischen Team spielt eine Schlüsselrolle bei der Wahrung dieser Sicherheit. Lassen Sie uns dies flüssig und gründlich untersuchen.

Eine Herausforderung von entscheidender Bedeutung Jedes Bett auf der Intensivstation erzählt eine Lebensgeschichte, die an einem Faden hängt. Der Pfleger ist aufgrund seiner Nähe zum Patienten oft der stille Zeuge dieser Geschichte. Und in diesem täglichen Ballett, in dem fortschrittliche Technologien auf den Menschen in seiner äußersten Zerbrechlichkeit treffen, ist die Sicherheit des Patienten der Ariadnefaden, der jede Handlung leitet.

1. Identifizierung des Patienten :
Es mag elementar erscheinen, aber die Überprüfung und Bestätigung der Identität des Patienten vor jedem Eingriff oder jeder Pflege ist entscheidend, um Fehler zu vermeiden, insbesondere in einer Umgebung, in der Patienten möglicherweise bewusstlos oder desorientiert sind.

2. Ständige Überwachung :
Die Pflegekraft muss darin geschult sein, die Warnsignale für eine Verschlechterung des Zustands des Patienten zu erkennen. Veränderungen der Atmung, der Gesichtsfarbe, des Bewusstseinszustands oder der Reaktion auf Reize sind Warnsignale.

3. Vorbeugung von Stürzen :

Auf der Intensivstation können viele Patienten schwach oder desorientiert sein. Der Pfleger achtet darauf, ihre Umgebung zu sichern, gegebenenfalls Bettgitter zu verwenden und die Bewegungen genau zu überwachen.

4. Verabreichung von Medikamenten :

Auch wenn es nicht immer in ihren direkten Zuständigkeitsbereich fällt, kann es sein, dass die Pflegekraft bei der Verabreichung von Medikamenten assistieren muss. In diesem Fall ist eine sorgfältige Überprüfung der Dosis, der Medikamente und der Zeitpläne von entscheidender Bedeutung.

5. Umgang mit medizinischen Geräten :

Katheter, Sonden, Beatmungsgeräte... ihre Handhabung erfordert Vorsicht und Kompetenz. Die Pflegekraft muss sicherstellen, dass sie richtig positioniert, fixiert und funktionstüchtig sind.

6. Effektive Kommunikation :

Die Pflegekraft ist oft die erste Person, die eine Veränderung oder Anomalie bemerkt. Eine klare und schnelle Kommunikation mit dem restlichen medizinischen Team ist daher von entscheidender Bedeutung, um eine rechtzeitige Intervention zu gewährleisten.

7. Achtung der Würde des Patienten :

Über die technischen Aspekte hinaus umfasst die Sicherheit des Patienten auch sein emotionales Wohlbefinden. Der Pflegende achtet darauf, jeden Patienten mit Respekt und Würde zu behandeln, seine Intimsphäre zu wahren und seinen Sorgen zuzuhören.

8. Kontinuierliche Fortbildung :

Protokolle werden weiterentwickelt, neue Technologien entstehen. Die Pflegekraft muss sich kontinuierlich weiterbilden, um bei den besten Praktiken für die Patientensicherheit auf dem neuesten Stand zu bleiben. Zusammenfassend lässt sich sagen, dass das Umfeld der Intensivstation eine Mischung aus Wissenschaft, Technologie und Menschlichkeit ist. Im Zentrum all dessen steht der Pfleger, der mit Hingabe und Kompetenz für die Sicherheit jedes einzelnen Patienten sorgt und sicherstellt, dass trotz aller Herausforderungen und Ungewissheiten jedes Leben mit größter Sorgfalt und Respekt behandelt wird.

Vorbeugung von Stürzen

Die Vermeidung von Stürzen auf Intensivstationen ist von größter Bedeutung, da die Patienten in dieser Umgebung besonders gefährdet sind. Solche Stürze können schwerwiegende Folgen haben, nicht nur wegen des oft fragilen Zustands der Patienten, sondern auch wegen der medizinischen Geräte und Schläuche, an die sie angeschlossen werden können. In diesem Zusammenhang steht die Pflegekraft an vorderster Front, wenn es darum geht, solche Unfälle zu verhindern. Lassen Sie uns dieses Thema mit einem flüssigen und umfassenden Ansatz angehen.

Die Herausforderungen der Prävention
Jeder Patient auf der Intensivstation ist einzigartig, aber sie alle teilen ein gemeinsames Risiko: den Sturz. Ob aufgrund von Muskelschwäche, medikamentenbedingter Desorientierung oder auch nur dem Versuch, ohne Hilfe aufzustehen, um zur Toilette zu gehen - die Gefahr ist allgegenwärtig.

1. Bewertung des Risikos :
Bei der Ankunft eines Patienten und regelmäßig während seines gesamten Aufenthalts wird eine Bewertung des

Sturzrisikos vorgenommen. Diese Bewertung berücksichtigt Elemente wie das Alter des Patienten, seinen mentalen Zustand, die Medikamente, die er einnimmt, seine Bewegungsfähigkeit und seine Vorgeschichte früherer Stürze.

2. Sensibilisierung des Patienten und der Familie :
Es ist von entscheidender Bedeutung, den Patienten und seine Familie über die Risiken aufzuklären, die mit unbegleiteter Mobilität auf der Intensivstation verbunden sind. Dieser Schritt der Aufklärung ist von entscheidender Bedeutung und kann oftmals Unfälle verhindern.

3. Sichere Einrichtung :
Die Umgebung des Patienten muss für seine Sicherheit optimiert werden. Dazu gehören:
- Die Position des Bettes: niedrig genug, damit die Füße des Patienten den Boden berühren, wenn er sitzt.
- Die Beseitigung potenzieller Hindernisse.
- Die Einführung von Bettgittern für Patienten mit hohem Risiko.
- Die Verwendung von rutschfesten Schuhen oder Socken mit griffiger Sohle.

4. Verstärkte Überwachung :
Bei Patienten, die als Hochrisikopatienten identifiziert wurden, kann eine verstärkte Überwachung oder sogar eine ständige Anwesenheit an ihrer Seite erforderlich sein.

5. Interventionsprotokolle :
Wenn ein Patient versucht aufzustehen oder unruhig wird, muss der Helfer wissen, wie er schnell reagieren muss, um die Sicherheit des Patienten zu gewährleisten. Dies könnte die Mobilisierung von anderem Personal zur Unterstützung einschließen.

6. Überprüfung von Zwischenfällen :
Wenn es zu einem Sturz kommt, muss dieser gründlich analysiert werden, um die Ursachen zu ermitteln und die Protokolle entsprechend anzupassen. Dies ist ein kontinuierlicher Lernprozess, der zu einer ständigen Verbesserung der Sicherheit führt.

7. Kontinuierliche Fortbildung :
Die Pflegekraft sollte, ebenso wie der Rest des medizinischen Teams, regelmäßig in den besten Praktiken zur Sturzprävention geschult werden.

Die Vermeidung von Stürzen auf der Intensivstation ist eine ständige Herausforderung, die unermüdliche Wachsamkeit und einen multidisziplinären Ansatz erfordert. Der Pfleger mit seiner intimen Kenntnis der täglichen Routine und der Bedürfnisse des Patienten ist ein Schlüsselakteur, um sicherzustellen, dass jeder Patient sich unter den bestmöglichen Bedingungen erholen kann, ohne die zusätzlichen Komplikationen, die ein Sturz mit sich bringen könnte.

Verwaltung unruhige oder verwirrte Patienten

Der Umgang mit unruhigen oder verwirrten Patienten auf der Intensivstation ist eine häufige und heikle Herausforderung. Diese Zustände können durch eine Vielzahl von Faktoren hervorgerufen werden: Medikamente, Schmerzen, krankheitsbedingte Desorientierung oder sogar Alkohol- oder Medikamentenentzug. Angesichts dieser Unruhe muss die Pflegekraft ruhig, kompetent und mitfühlend handeln und gleichzeitig die Sicherheit des Patienten und des medizinischen Teams gewährleisten. Lassen Sie uns diese Thematik differenziert und tiefgründig angehen.

Den Ursprung der Unruhe verstehen
Vor jeder Intervention ist es wichtig, die Wurzeln der Unruhe zu verstehen. Ist es eine Reaktion auf Schmerzen, eine Nebenwirkung von Medikamenten oder vielleicht eine Reaktion auf die Isolation und die unbekannte Umgebung auf der Intensivstation?

1. Erste Bewertung :
Der erste Schritt ist die Beurteilung. Ist der Patient in Zeit und Raum orientiert? Wie ist sein Bewusstsein? Hat er eine Vorgeschichte von Verwirrtheit oder psychischen Störungen?

2. Dialog und Rückversicherung :
Der Pfleger kann eine angespannte Situation oft schon dadurch entschärfen, dass er ruhig mit dem Patienten spricht. Den Patienten über seine Umgebung zu beruhigen, ihm zu erklären, wo er sich befindet und warum, kann helfen, die Unruhe zu mindern.

3. Beurteilung von Schmerzen :
Unbehandelte Schmerzen können eine Hauptursache für Unruhe sein. Die Pflegekraft sollte darin geschult sein, nicht-verbale Anzeichen von Schmerzen zu erkennen, insbesondere bei Patienten, die sich nicht klar ausdrücken können.

4. Beruhigende Umgebung :
Die Umgebung einer Intensivstation kann mit hellem Licht, vielen Geräuschen und ständiger Aktivität stressig sein. Der Pfleger kann eine Rolle bei der Schaffung einer beruhigenderen Umgebung spielen, indem er die Beleuchtung anpasst, den Lärm reduziert oder sanfte Musik abspielt, je nach den Bedürfnissen des Patienten.

5. Zusammenarbeit mit dem medizinischen Team :
Wenn die Unruhe trotz der anfänglichen Interventionen

anhält, sollte der Pfleger das medizinische Team rasch informieren. Dies kann zu einer Neubewertung der Medikamente des Patienten oder zu weiteren Interventionen führen, um die Sicherheit aller Beteiligten zu gewährleisten.

6. Sicherheitsvorkehrungen :
In Fällen extremer Unruhe kann es notwendig sein, zusätzliche Sicherheitsmaßnahmen zu ergreifen, wie z. B. das Anlegen von Fixierungen oder eine kontinuierliche Überwachung. Diese Maßnahmen sollten jedoch immer als letztes Mittel eingesetzt und regelmäßig neu bewertet werden.

7. Emotionale Unterstützung :
Mitgefühl ist von entscheidender Bedeutung. Der Pfleger kann durch sein Zuhören und seine Präsenz wertvolle emotionale Unterstützung bieten und den Patienten daran erinnern, dass er in dieser Situation nicht allein ist.

8. Weiterbildung :
Der Umgang mit Unruhe und Verwirrtheit ist ein Bereich, der sich ständig weiterentwickelt. Die Pflegekraft muss mit den neuesten Techniken und Empfehlungen für Interventionen auf dem Laufenden bleiben.

Zusammenfassend lässt sich sagen, dass der Pfleger angesichts von Unruhe oder Verwirrung oft an vorderster Front steht. Seine Fähigkeit, ruhig, kompetent und mitfühlend einzugreifen, ist entscheidend, um die Sicherheit und das Wohlbefinden des Patienten zu gewährleisten. In diesen angespannten Momenten sind es oft die Menschlichkeit und das Fachwissen des Pflegers, die den Unterschied ausmachen, den Patienten beruhigen und das medizinische Team zu den bestmöglichen Maßnahmen führen.

Kapitel 7

RECHTLICHE ASPEKTE IN DER INTENSIVSTATION

Rechte des Patienten

Die Achtung der Patientenrechte ist ein Eckpfeiler der modernen medizinischen Versorgung. Selbst in der intensiven und oft dringenden Umgebung einer Intensivstation bleiben diese Rechte unveräußerlich und müssen gewahrt werden. Der Pfleger spielt bei dieser Aufgabe eine zentrale Rolle und steht bei der Betreuung des Patienten oft an vorderster Front. Lassen Sie uns diese Frage gründlich und präzise angehen.

Grundsatz der Patientenautonomie
Jeder Patient ist Herr über seinen eigenen Körper. Das bedeutet, dass er das Recht hat, einer Behandlung zuzustimmen oder sie abzulehnen, nachdem er vollständig über ihre Auswirkungen, Vorteile und Risiken aufgeklärt wurde.

1. Informierte Einwilligung :
Vor jedem Verfahren oder jeder Behandlung muss der Patient seine Einwilligung nach Aufklärung geben. Dies bedeutet, dass das medizinische Personal ihm alle relevanten Informationen in einer klaren und zugänglichen Sprache zur Verfügung gestellt hat, damit er eine informierte Entscheidung treffen kann.

2. Verweigerung der Behandlung :
Jeder Patient hat das Recht, eine Behandlung abzulehnen, auch wenn diese potenziell lebensrettend ist. In solchen Situationen ist es die Aufgabe der Pflegekraft, dafür zu sorgen, dass diese Ablehnung respektiert wird, während sie gleichzeitig die notwendige Komfortpflege leistet.

Datenschutz
Die Achtung der Privatsphäre des Patienten ist sakrosankt. Alles, was auf der Intensivstation besprochen oder beobachtet wird, muss vertraulich behandelt werden.

1. Schutz von medizinischen Informationen :
Medizinische Aufzeichnungen, Gespräche über den Patienten und andere relevante Informationen sollten geschützt und nur für autorisiertes Personal zugänglich sein.

2. Diskretion :
Der Pfleger sollte stets diskret sein und es vermeiden, Patientendetails außerhalb geeigneter Kontexte, wie z. B. bei der Übertragung unter Kollegen, zu besprechen.

Betreuung ohne Diskriminierung
Jeder Patient hat das Recht, unabhängig von Alter, Geschlecht, ethnischer Herkunft, Religion, sexueller Orientierung, wirtschaftlicher Lage oder anderen Merkmalen eine qualitativ hochwertige Versorgung zu erhalten.

1. Gleichheit der Pflege :
Unabhängig von den Umständen muss der Pfleger bestrebt sein, allen Patienten das gleiche Maß an Pflege zukommen zu lassen.

2. Kultursensibilität :
Die Schulung von Kultursensibilität ist entscheidend, um die unterschiedlichen Werte, Überzeugungen und Bedürfnisse der Patienten zu verstehen und zu respektieren.

Recht auf Information
Der Patient hat das Recht, über seinen Zustand, die vorgeschlagenen Behandlungen und alle anderen für seine Behandlung relevanten Informationen informiert zu werden.

1. Klare Kommunikation :
Auch wenn die Pflegekraft nicht immer dafür verantwortlich ist, detaillierte medizinische Informationen zu geben, sollte sie sicherstellen, dass der Patient die Pflege versteht und weiß, an wen er sich wenden kann, wenn er weitere Informationen benötigt.

2. Fazilitation :
Die Pflegekraft kann auch die Kommunikation zwischen dem Patienten, seiner Familie und dem medizinischen Team erleichtern und so eine vertrauensvolle Umgebung schaffen.

Achtung der Würde
Auch in Notsituationen verdient es jeder Patient, mit Würde und Respekt behandelt zu werden.

1. Respekt vor der Person :
Ob es darum geht, die Intimsphäre während der Hygienepflege zu gewährleisten oder den Sorgen des Patienten zuzuhören, der Pflegehelfer muss immer die Achtung der Würde des Patienten in den Vordergrund stellen.

2. Pflege am Lebensende :
In Situationen, in denen sich ein Patient dem Ende seines Lebens nähert, ist die Achtung seines Willens, seiner Überzeugungen und seiner Würde von größter Bedeutung.

Der Pflegehelfer ist der Garant für die Rechte des Patienten auf der Intensivstation. Es ist von entscheidender Bedeutung, dass er nicht nur in medizinischen Techniken, sondern auch in den ethischen Grundsätzen, die den Beruf leiten, ausgebildet ist. Indem er diese Grundsätze jeden Tag in die Praxis umsetzt, gewährleistet der Pflegehelfer eine respektvolle und menschliche Betreuung jedes Patienten, dem er begegnet.

Einwilligung und Ablehnung der Behandlung

Die Einwilligung in und die Ablehnung von Behandlungen sind Teil der grundlegenden Patientenrechte. Durch ein tiefgreifendes Verständnis dieser Konzepte sind Angehörige der Gesundheitsberufe besser in der Lage, durch ethische Dilemmata zu navigieren und die Autonomie des Patienten zu respektieren. Lassen Sie uns diese Themen flüssig angehen und dabei die Bedeutung jeder Dimension im Kontext der Intensivstation hervorheben.

Das Aufwachen nach einer Operation, das Summen der Maschinen, fremde Gesichter - die Umgebung einer Intensivstation kann für viele Patienten eine verunsichernde Erfahrung sein. Inmitten dieser Welt werden entscheidende Entscheidungen über das Leben und das Wohlergehen der Patienten getroffen. Und obwohl die medizinische Wissenschaft und die Technologie unzählige Behandlungsmöglichkeiten bieten, bleibt eine Frage: Was will der Patient wirklich?

Das Heiligtum der Zustimmung
Das Konzept der informierten Zustimmung beruht auf dem Grundprinzip, dass jeder Mensch das Recht auf Selbstbestimmung hat, d. h. Entscheidungen über seinen eigenen Körper und sein eigenes Wohlergehen zu treffen.
- **Aufklärung:** Bevor die Einwilligung eingeholt werden kann, muss der Patient umfassend aufgeklärt werden. Dazu gehört eine klare und detaillierte Aufklärung über das vorgeschlagene Verfahren, seine Vorteile, Risiken und verfügbaren Alternativen. In der Hektik der Intensivstation kann dies zusätzliche Anstrengungen erfordern, um sicherzustellen, dass der Patient wirklich alles versteht.
- **Fähigkeit:** Um seine Zustimmung zu erteilen, muss der Patient in der Lage sein, die Informationen zu verstehen und die Folgen seiner Entscheidung abzuschätzen. Auf einer Intensivstation, wo die Patienten verwirrt oder beeinträchtigt sein können, ist die Beurteilung dieser Fähigkeit eine schwierige Aufgabe.
- **Wille:** Die Einwilligung muss aus freien Stücken, ohne Druck oder Einflussnahme von außen gegeben werden. In der Druckumgebung einer Intensivstation,

in der jede Sekunde zählt, muss das Gesundheitspersonal sicherstellen, dass Entscheidungen nicht übereilt getroffen werden.

Das Echo der Ablehnung

So überraschend es auch klingen mag: Der Patient hat das absolute Recht, eine Behandlung abzulehnen, selbst wenn diese Ablehnung lebensbedrohlich sein könnte.

- Vorzeitige **Ablehnung:** Bevor sie einen Zustand erreichen, in dem sie nicht mehr kommunizieren können, haben einige Patienten eine Patientenverfügung erstellt oder einen Bevollmächtigten benannt, der in ihrem Namen medizinische Entscheidungen trifft. Diese Entscheidungen müssen befolgt werden.
- Die Verweigerung der Behandlung : Wenn ein Patient eine Behandlung verweigert, kann dies für das medizinische Team sehr beängstigend sein. Es ist wichtig, einen Dialog zu führen, die Gründe für die Ablehnung zu erforschen und zu sehen, ob Kompromisse oder Alternativen gefunden werden können.
- **Die Ablehnung respektieren:** Wenn der Patient nach einem Gespräch auf seiner Ablehnung beharrt, muss diese respektiert werden. Dies ist ein Zeichen für den tiefen Respekt vor der Autonomie des Patienten, auch wenn es mit dem Wunsch des Arztes, "etwas Gutes zu tun", in Konflikt geraten kann.

Auf der Intensivstation sind Entscheidungen über die Behandlung oft dringend und entscheidend. Inmitten von akustischen Signalen, Schläuchen und Monitoren erinnern Zustimmung und Ablehnung einer Behandlung die Angehörigen der Gesundheitsberufe daran, dass hinter jedem Patienten ein einzigartiger Mensch mit eigenen Wünschen, Werten und einer eigenen Stimme steht. Indem sie diese Entscheidungen respektieren, selbst wenn sie der medizinischen Logik widersprechen, ehren die

Angehörigen der Gesundheitsberufe die Menschlichkeit derer, denen sie dienen.

Datenschutz und Datenschutz

In der modernen medizinischen Welt, in der sich die Technologie mit der uralten Kunst des Heilens vermischt, sind die Wahrung der Privatsphäre und der Datenschutz zu unerschütterlichen Säulen des Berufsstandes geworden. Im komplexen und dynamischen Umfeld der Intensivstation, wo das Leben von Patienten am seidenen Faden hängt, ist die Notwendigkeit, die Intimsphäre und die Geheimnisse jedes einzelnen Patienten zu wahren, sowohl ein ethisches als auch ein rechtliches Gebot.

In den Fluren der Intensivstation ertönt oft das Piepen der Herzmonitore, das Flüstern der Ärzteteams und die Vertraulichkeiten, die zwischen Patienten und Pflegepersonal ausgetauscht werden. Doch hinter jedem Gespräch, jeder Diagnose und jedem Datensatz steht eine feierliche Verpflichtung: die Wahrung des Geheimnisses.

Der Schleier der Vertraulichkeit
Die Schweigepflicht ist der Hüter der medizinischen Geheimnisse und schützt den Patienten nicht nur vor möglichen Schäden, sondern respektiert auch sein Recht auf Privatsphäre.

- **Wahrung des Geheimnisses:** Dies beginnt bei den Gesprächen. Auf der Intensivstation, wo die Emotionen hochkochen und viel auf dem Spiel steht, muss das Gesundheitspersonal darauf achten, dass Gespräche über Patienten diskret und vor neugierigen Ohren geschützt bleiben.
- **Krankenakten:** Diese Akten enthalten oft detaillierte Informationen, von der Diagnose bis zur Behandlung. Sie sollten sicher aufbewahrt werden und nur

denjenigen zugänglich sein, die sie für die Pflege des Patienten benötigen.

- **Schutz vor Lecks** : Mit der Digitalisierung medizinischer Daten steigt das Risiko von Cyberangriffen oder versehentlichen Lecks. Es müssen robuste Maßnahmen sowohl technologischer als auch menschlicher Art vorhanden sein, um diese Vorfälle zu verhindern.

Die Festung des Datenschutzes
Im digitalen Zeitalter sind medizinische Informationen nicht mehr nur Worte auf Papier, sondern Bits und Bytes, die in großen Datenbanken gespeichert sind.

- **Rechtlicher Rahmen:** Viele Gerichtsbarkeiten haben strenge Gesetze über die Speicherung, den Zugriff und die Weitergabe von Gesundheitsdaten erlassen. Diese Gesetze zu kennen und einzuhalten ist für jeden Angehörigen eines Gesundheitsberufs von entscheidender Bedeutung.
- **Technologische Maßnahmen:** Von Firewalls über Verschlüsselungssysteme bis hin zu strengen Zugangsprotokollen - Krankenhäuser und Kliniken müssen mit den besten Technologien ausgestattet sein, um Patientendaten zu schützen.
- **Schulung und Sensibilisierung:** Menschliche Fehler, sei es ein leicht zu erratendes Passwort oder eine irreführende E-Mail, können die Datensicherheit gefährden. Regelmäßige Schulungen und die Sensibilisierung der Mitarbeiter für die Risiken sind daher von entscheidender Bedeutung.

In der Intensität der Intensivstation, wo jeder Handgriff zählt, kann man leicht vergessen, dass Vertrauen das Herzstück der Beziehung zwischen Patient und Pflegekraft ist. Durch die strikte Einhaltung der Vertraulichkeit und den Schutz von Daten stärken die Angehörigen der Gesundheitsberufe dieses Vertrauensverhältnis und geben den Patienten die Gewissheit, dass sie nicht nur behandelt, sondern auch respektiert und in ihrer Privatsphäre geschützt werden. Dies ist nicht nur eine Frage der Einhaltung der Gesetze, sondern auch der Ehre, der Ethik und der Menschlichkeit.

Verantwortlichkeiten der Pflegekraft

Intensivstationen sind intensive Umgebungen, in denen jede Sekunde zählen kann und in denen der kleinste Fehler erhebliche Folgen haben kann. In diesem Umfeld operiert der Krankenpflegehelfer und übernimmt eine Vielzahl wesentlicher Verantwortlichkeiten, die im Vergleich zu chirurgischen oder medizinischen Eingriffen zwar subtil erscheinen mögen, aber für das allgemeine Wohlbefinden des Patienten eine unschätzbare Rolle spielen.

Der Pflegehelfer ist die Verkörperung des ärztlichen Mitgefühls, das beruhigende Gesicht, das der Patient an seinem Bett sieht. Er ist oft der erste Kontaktpunkt, derjenige, der die erste menschliche Verbindung in einer oft kargen Umgebung herstellt.

Kontinuität der Pflege
Die Pflegekraft ist der Garant für die Kontinuität der Pflege und sorgt dafür, dass der Patient eine konstante und einheitliche Betreuung erhält. Dabei geht es nicht nur um körperliche Unterstützung, sondern auch darum, eine tröstende und konstante Präsenz zu bieten.

Grundlegende Aufgaben
Von lebenswichtigen Maßnahmen bis hin zur Mobilität des Patienten kümmert sich der Pflegehelfer um die grundlegenden Aspekte des Wohlbefindens des Patienten.

Dies umfasst :

- **Vitalmessungen:** Obwohl der Pflegehelfer die Ergebnisse nicht interpretieren kann, ist er häufig dafür zuständig, die Vitalwerte des Patienten regelmäßig zu überwachen und das medizinische Team bei Abweichungen zu alarmieren.
- **Hygiene und Komfort:** Helfen Sie bei der Körperpflege, beim Wäschewechsel, bei der Mobilisierung ... All dies sind Gesten, die die Würde und den Komfort des Patienten wahren.
- **Ernährung:** Ob sie nun Mahlzeiten servieren oder dem Patienten beim Essen helfen, die Pflegekraft spielt eine wesentliche Rolle bei der Ernährung.

Kommunikationsmediator
Im Trubel der Intensivstation ist der Pflegehelfer oft derjenige, der die Sorgen des Patienten an das medizinische Team weitergibt und umgekehrt. Er ist der Vermittler, derjenige, der zuhört und weiterleitet.

Emotionale Unterstützung
Angesichts von Angst und Unsicherheit bietet der Pflegehelfer ein offenes Ohr, eine Schulter zum Anlehnen. Er ist oft derjenige, der die stillen Signale der Not erkennt und ein Wort oder eine Geste des Trostes anbietet.

Ethik und Diskretion
Als integraler Bestandteil des medizinischen Teams ist die Pflegekraft an denselben ethischen Kodex gebunden. Er muss die Vertraulichkeit wahren, die Würde des Patienten achten und nicht diskriminieren.

In der medizinischen Symphonie der Intensivstation sind Ärzte und Krankenschwestern zwar oft die Solisten, doch der Pfleger ist der konstante Rhythmus, der jeder Bewegung zugrunde liegt. Er ist das Bindeglied, das den Patienten mit dem medizinischen Team verbindet, und bietet in jeder Phase Wärme, Menschlichkeit und Professionalität. Seine Verantwortlichkeiten mögen oberflächlich betrachtet einfach erscheinen, doch ihre Tiefe ist unermesslich. Der Pflegehelfer ist das schlagende Herz der Intensivstation, pulsierend vor Empathie, Hingabe und Entschlossenheit.

Rechtlicher Rahmen der Intervention

Inmitten des Mahlstroms der medizinischen Versorgung, bei der jeder Eingriff von Wissenschaft, Erfahrung und Intuition geleitet wird, gibt es einen Rahmen, der für Ordnung sorgt, Schutz bietet und Rechte garantiert: den rechtlichen Rahmen. Auf Intensivstationen kommt diesem Rahmen eine besondere Bedeutung zu, da sich die Patienten häufig in einem Zustand befinden, in dem sie ihren Willen nicht äußern oder keine Entscheidungen treffen können.

Grundlagen des Rechtsrahmens
Medizinische Interventionen, selbst auf der Intensivstation, sind kein Freibrief für die Angehörigen der Gesundheitsberufe. Sie wird durch Gesetze, Verordnungen und Ethik-Chartas geregelt, die sicherstellen sollen, dass jeder Patient mit Würde, Respekt und Kompetenz behandelt wird.

Informierte Zustimmung
Vielleicht das grundlegendste Prinzip in der medizinischen Versorgung. Jeder Patient hat das Recht, das Wesen und die Auswirkungen jeder Behandlung oder Intervention zu verstehen, bevor sie durchgeführt wird.
- **Klare Informationen:** Vor jedem Eingriff müssen dem Patienten oder seinem gesetzlichen Vertreter unbedingt klare und verständliche Informationen über

die Art des Eingriffs, die damit verbundenen Risiken, mögliche Alternativen und die erwarteten Ergebnisse gegeben werden.

- **Autonome Entscheidung:** Nachdem der Patient alle notwendigen Informationen erhalten hat, hat er das Recht, eine freie und autonome Entscheidung zu treffen, unabhängig davon, ob er seine Zustimmung gibt oder verweigert.

Rechte von Patienten
Die Achtung der Patientenrechte ist von entscheidender Bedeutung, selbst in einem so drängenden Umfeld wie der Intensivstation.

- **Vertraulichkeit:** Jeder Patient hat das Recht auf Vertraulichkeit bezüglich seines Zustands, seiner Behandlungen und seiner Krankengeschichte.
- **Würde und Respekt:** Alle Patienten müssen unabhängig von ihrem Zustand mit Würde, Respekt und ohne Diskriminierung behandelt werden.
- **Zugang zur Krankenakte:** Der Patient hat das Recht, seine Krankenakte einzusehen und ggf. Korrekturen zu verlangen.

Entscheidungen bei fehlender Zustimmung
Auf Intensivstationen kommt es häufig vor, dass Patienten nicht in der Lage sind, ihre Einwilligung zu geben. In solchen Situationen kommen spezielle Rechtsprotokolle ins Spiel.

- **Gesetzlicher Vertreter:** Wenn der Patient einen gesetzlichen Bevollmächtigten oder Vormund hat, liegt die Entscheidung bei dieser Person.
- **Patientenverfügung:** Wenn der Patient eine Patientenverfügung bezüglich seiner medizinischen Versorgung verfasst hat, muss diese befolgt werden, solange sie auf die aktuelle Situation anwendbar ist.
- **Kollegiale Entscheidung:** Wenn keine Patientenverfügung vorliegt oder kein gesetzlicher

Vertreter vorhanden ist, kann eine kollegiale Entscheidung zwischen den Angehörigen der Gesundheitsberufe getroffen werden, wobei stets das Wohl des Patienten zu berücksichtigen ist.

Der rechtliche Rahmen auf der Intensivstation ist nicht nur eine Reihe von Regeln und Vorschriften, sondern gewährleistet, dass selbst in den kritischsten Momenten der Respekt vor der menschlichen Person im Mittelpunkt steht. Gesundheitsfachkräfte, insbesondere Pflegehelfer, müssen über diese Aspekte gut informiert und geschult sein, um eine optimale, ethisch und rechtlich einwandfreie Versorgung jedes Patienten zu gewährleisten.

Umgang mit Fehlern und Vorfällen

Jedes Mitglied des medizinischen Teams, ob Arzt, Krankenschwester oder Pfleger, ist ein Mensch, und Fehler sind ein unvermeidlicher Teil der menschlichen Erfahrung. In der Welt der Intensivstation kann ein Fehler jedoch dramatische Folgen haben.

Anerkennung und Akzeptanz
Der erste Schritt, um mit einem Fehler umzugehen, besteht darin, ihn zu erkennen. Es geht darum, den ersten Schock, die Angst vor den Konsequenzen oder die Scham zu überwinden und zu akzeptieren, dass etwas nicht wie geplant funktioniert hat.

Transparente Kommunikation
Sobald ein Fehler erkannt wird, muss er mitgeteilt werden.
*   **Innerhalb des Teams:** Es ist wichtig, die Kollegen zu alarmieren, damit schnell Korrekturmaßnahmen ergriffen werden können.
*   **Dem Patienten und seiner Familie:** Sie haben das Recht, in einer klaren und ehrlichen Sprache zu

erfahren, was passiert ist, und gleichzeitig zu versichern, welche Schritte unternommen wurden, um die Situation zu bereinigen.

Analyse des Vorfalls
Es ist entscheidend, den Fehler mit Verständnis und nicht mit Schuldzuweisungen zu betrachten.

- **Identifizieren Sie die Ursache:** Was hat zu dem Fehler geführt? War es eine Lücke im Protokoll, eine mangelnde Ausbildung, eine fehlerhafte Ausrüstung oder etwas anderes?
- **Untersuche den Kontext:** Fehler passieren normalerweise nicht in der Isolation. War es eine Zeit mit vielen Menschen? Gab es Ablenkungen?

Korrekturmaßnahmen einführen

- **Schulung und Ausbildung:** Wenn der Fehler durch mangelndes Wissen verursacht wurde, ist es vielleicht an der Zeit, Schulungen zu organisieren.
- **Überprüfung von Protokollen:** Wenn ein Protokoll in Frage gestellt wird, muss es überprüft und gegebenenfalls geändert werden.
- **Verbesserung der Ausrüstung:** Wenn der Fehler auf eine fehlerhafte Ausrüstung zurückzuführen ist, müssen Maßnahmen ergriffen werden, um diese zu reparieren oder zu ersetzen.

Emotionale Unterstützung
Die emotionalen Auswirkungen eines Fehlers auf den Angehörigen der Gesundheitsberufe dürfen nicht unterschätzt werden.

- **Diskussion mit Kollegen: Das** Teilen und Diskutieren des Vorfalls mit Gleichaltrigen kann helfen, die damit verbundenen Emotionen zu verarbeiten.
- **Zugang zu professioneller Unterstützung:** In manchen Fällen kann eine Beratung durch eine psychosoziale Fachkraft von Vorteil sein.

Eine Lernkultur pflegen

Anstatt Fehler zu bestrafen, ist die ideale Umgebung eine, in der Fehler als Lernmöglichkeiten gesehen werden. Diese Perspektive fördert eine offene und ehrliche Kommunikation und stellt sicher, dass Fehler nicht wiederholt werden.

Bei der Bewältigung von Fehlern und Zwischenfällen in der Intensivmedizin geht es nicht nur um die Korrektur von Fehlern, sondern auch um das Wachstum, die Weiterentwicklung und den Ausbau von Protokollen und Schulungen. Das ultimative Ziel ist immer, den Patienten die bestmögliche Versorgung zu bieten, auch angesichts widriger Umstände.

Kapitel 8

INNOVATION UND TECHNOLOGIE IN DER INTENSIVSTATION

Überblick über neue Technologien

In der Welt der Medizin ist die Intensivstation der Punkt, an dem engagierte menschliche Fürsorge und modernste Technologie zusammenkommen. Die technologischen Fortschritte in diesem Bereich entwickeln sich rasant, verschieben ständig die Grenzen des Möglichen und verbessern die Überlebens- und Erholungschancen der Patienten. Hier finden Sie einen fließenden Überblick über die neuen Technologien, die die Zukunft der Intensivstation gestalten.

Das Zeitalter der Konnektivität: Intelligente Monitore und Telemedizin

Heutzutage überwachen die Monitore auf der Intensivstation nicht nur, sie antizipieren auch. Mithilfe von KI (Künstlicher Intelligenz) und maschinellem Lernen können diese Geräte nun potenzielle Komplikationen vorhersagen, lange bevor sie auftreten, und verschaffen den Ärzten so wertvolle Zeit, um einzugreifen. Gleichzeitig ermöglicht die Telemedizin Spezialisten, aus der Ferne zu beraten und zu führen, und stellt so sicher, dass jeder Patient das Fachwissen erhält, das er benötigt, egal wo er sich befindet.

Robotik und Automatisierung

Von der Verteilung der Medikamente bis zur Durchführung bestimmter Eingriffe findet die Robotik ihren Platz in der Intensivstation. Diese präzisen und unglaublich schnellen Maschinen unterstützen das medizinische Personal, verringern das Risiko menschlicher Fehler und optimieren die Zeit des Pflegepersonals, um sich auf die Aufgaben zu konzentrieren, die menschliche Berührung erfordern.

3D-Druck

Der 3D-Druck ist auf dem besten Weg, die Art und Weise der Gesundheitsversorgung zu revolutionieren. Benötigen

Sie ein bestimmtes Teil für ein Gerät? Es kann innerhalb weniger Stunden gedruckt werden. Die Anwendungen gehen sogar noch weiter: Derzeit wird daran geforscht, Organe oder Gewebe für Transplantationen zu drucken, was ein unglaubliches Potenzial für Patienten bietet, die auf eine Transplantation warten.

Virtuelle und erweiterte Realität
Diese Technologien dienen nicht nur der Unterhaltung. In der Intensivstation bieten sie innovative Möglichkeiten, das medizinische Personal in komplexen Szenarien zu schulen, ohne den Patienten zu gefährden. Darüber hinaus können sie den Rehabilitationsprozess von Patienten unterstützen, indem sie sie in kontrollierte Umgebungen eintauchen lassen, um ihre Genesung zu fördern.

Gen- und personalisierte Therapien
Mit einem immer tieferen Verständnis des menschlichen Genoms ist die Medizin auf dem Weg zu maßgeschneiderten Behandlungen. In der Intensivstation könnte dies bedeuten, dass Behandlungen speziell auf die Genetik eines Patienten zugeschnitten sind, höhere Erholungschancen bieten und die Nebenwirkungen minimieren.

Während sich die Technologie weiterentwickelt, verspricht sie, die Intensivstation zu neuen Horizonten zu führen. Doch egal, wie schnell diese Entwicklung voranschreitet, eines bleibt konstant: die Notwendigkeit einer mitfühlenden menschlichen Fürsorge, die die Kunst der Medizin mit den Errungenschaften der Technologie ins Gleichgewicht bringt.

Lüftungsmaschinen
der neuen Generation

Die mechanische Beatmung ist eine der häufigsten Maßnahmen auf der Intensivstation und spielt eine lebenswichtige Rolle bei der Unterstützung von Menschen, deren Atemfunktionen beeinträchtigt sind. Technologische Fortschritte im Bereich der Beatmung sind von entscheidender Bedeutung, um den Patienten die besten Überlebens- und Erholungschancen zu bieten. Hier finden Sie einen Überblick über die Beatmungsgeräte der nächsten Generation, die die heutige Landschaft der Intensivstation prägen.

Anpassungsfähigkeit und Personalisierung
Moderne Beatmungsgeräte sind mit einer eingebauten Intelligenz ausgestattet, die es ihnen ermöglicht, sich dynamisch an die Bedürfnisse des Patienten anzupassen. Mithilfe fortschrittlicher Sensoren und intelligenter Algorithmen können sie das Beatmungsvolumen, den Druck und die Geschwindigkeit der Beatmung an die Atmungsparameter des Patienten anpassen. Dies ermöglicht nicht nur eine optimale Unterstützung der Atmung, sondern minimiert auch die mit der mechanischen Beatmung verbundenen Risiken wie Barotrauma.

Integration von Telemedizin
Mit dem Aufkommen der Telemedizin können die heutigen Beatmungsgeräte von Spezialisten aus der Ferne überwacht werden. Dies ermöglicht ein schnelles Eingreifen bei Unregelmäßigkeiten und gewährleistet eine ständige Überwachung, auch wenn der Spezialist nicht physisch in der Pflegestation anwesend ist.

Erweiterte Beatmungsmodi
Die Beatmungsgeräte der neuen Generation bieten eine Vielzahl von Beatmungsmodi, von den einfachsten bis zu

den fortschrittlichsten. Modi wie die adaptive volumenkontrollierte Beatmung oder die hochfrequente oszillierende Beatmung erfüllen die spezifischen Bedürfnisse unterschiedlicher Populationen, von Frühgeborenen bis hin zu Erwachsenen.

Reduzierung der Beatmungsentwöhnung
Die Entwöhnung von der mechanischen Beatmung ist ein heikler Prozess. Moderne Beatmungsgeräte verfügen über Funktionen, die dabei helfen, diese Entwöhnung zu erleichtern, indem sie die Atemunterstützung schrittweise anpassen und gleichzeitig in Echtzeit die Fähigkeit des Patienten, selbstständig zu atmen, beurteilen.

Zusammenhänge und Analysen
Durch die Integration der Beatmungsdaten mit anderen klinischen Daten des Patienten ermöglichen die Geräte der nächsten Generation eine gründlichere Analyse. Dies hilft Klinikern, sich einen Überblick über den Zustand des Patienten zu verschaffen, und erleichtert es ihnen, fundierte Entscheidungen zu treffen.

Ergonomie und Benutzerfreundlichkeit
Da die Hersteller erkannt haben, dass die Benutzeroberfläche von entscheidender Bedeutung ist, haben sie in die Entwicklung intuitiverer Beatmungsgeräte mit Touchscreens, klaren Grafiken und verständlichen Alarmen investiert, die es dem Pflegepersonal ermöglichen, schnell und effektiv zu reagieren.

Während diese Beatmungsmaschinen der neuen Generation enorme Vorteile mit sich bringen, erfordert ihre Verwendung eine gründliche Schulung und Einarbeitung. Das Gleichgewicht zwischen fortschrittlicher Technologie und menschlicher Kompetenz bleibt das Herzstück der außergewöhnlichen Pflege bei der Intensivstation.

Erweitertes Monitoring

Die Überwachung ist einer der Grundpfeiler der Intensivstation. Sie bietet ein direktes Fenster zu den Vitalfunktionen eines Patienten und ermöglicht es dem Pflegepersonal, Veränderungen schnell zu erkennen und entsprechend einzugreifen. Die heutigen fortschrittlichen Monitoringsysteme gehen weit über einfache Bildschirme mit Zahlen und Kurven hinaus und sind echte Verbündete bei der Behandlung kritischer Patienten.

Nicht-invasive Sensoren
Die Technologie hat die Entwicklung nichtinvasiver Sensoren ermöglicht, die Dinge wie die Sauerstoffsättigung, das Herzzeitvolumen oder sogar bestimmte neurologische Parameter genau messen. Diese Sensoren verringern den Bedarf an invasiven Verfahren und senken damit das Risiko von Infektionen oder anderen Komplikationen für den Patienten.

Kontinuierliche und vorausschauende Analyse
Moderne Monitore zeigen nicht nur Daten in Echtzeit an. Mithilfe fortschrittlicher Algorithmen können sie potenzielle Verschlechterungen des Patientenzustands vorhersehen, sodass das Pflegepersonal frühzeitig gewarnt wird und eingreifen kann, bevor die Situation kritisch wird.

Erweiterte hämodynamische Überwachung
Die heutigen hämodynamischen Überwachungssysteme können das Herzzeitvolumen, den Gefäßwiderstand und andere entscheidende Parameter nichtinvasiv beurteilen und bieten einen detaillierten Überblick über den kardiovaskulären Zustand des Patienten.

Zerebrale Überwachung
Der technologische Fortschritt hat auch die Entwicklung von Techniken zur Überwachung des Gehirns ermöglicht,

wie z. B. die Nahinfrarotspektroskopie oder die Messung des intrakraniellen Drucks. Diese Instrumente sind für die Überwachung von Patienten mit Traumata oder Hirnerkrankungen von entscheidender Bedeutung.

Integration von Daten
Die heutigen fortschrittlichen Monitore können Daten aus verschiedenen Quellen integrieren und so ein vollständiges Bild des klinischen Zustands des Patienten erstellen. Diese Systeme können auch Trends über lange Zeiträume hinweg verfolgen und bieten so wertvolle Einblicke in die Entwicklung des Patienten.

Nutzbarkeit und Schnittstelle
Die Wirksamkeit eines Monitoringsystems hängt auch von seiner Fähigkeit ab, Informationen klar und verständlich darzustellen. Moderne Benutzeroberflächen sind intuitiv gestaltet und verfügen über klar definierte Grafiken, Farben und Alarme. So wird sichergestellt, dass das Pflegepersonal die Daten schnell interpretieren und entsprechend handeln kann.

Advanced Monitoring ist zweifellos eine Revolution in der Intensivstation. Diese Technologien sind zwar beeindruckend, erfordern jedoch eine gründliche Ausbildung, um ihren optimalen Einsatz zu gewährleisten. Und inmitten dieses technologischen Mosaiks bleiben Intuition, Urteilsvermögen und menschliches Mitgefühl wesentliche Elemente bei der Behandlung von Patienten in kritischem Zustand.

Die Auswirkungen der Digitalisierung

Das Zeitalter der Digitalisierung hat fast jeden Aspekt unseres Alltags verändert, und auch der medizinische Sektor ist davon nicht ausgenommen. Die Intensivstation, ein Bereich, in dem jede Sekunde zählt und in dem es auf Präzision ankommt, profitiert in hohem Maße von dieser digitalen Revolution. Hier erfahren Sie, wie die Digitalisierung die Intensivstation beeinflusst hat und weiterhin ihre Zukunft gestaltet.

Die Digitalisierung brachte zunächst eine **Zentralisierung der Daten mit sich**. Früher wurden Patientenakten auf Papier geführt, waren verstreut und konnten leicht verloren gehen oder beschädigt werden. Heute ermöglichen elektronische Systeme zur Verwaltung von Patientenakten die sofortige Speicherung, den Abruf und die Weitergabe lebenswichtiger Informationen, wodurch die Kontinuität der Versorgung und eine schnellere Reaktionsfähigkeit gewährleistet werden.

Dann kam die **Telemedizin auf und eröffnete** Möglichkeiten, die früher undenkbar waren. Dank der Konnektivität kann ein Spezialist, der Tausende von Kilometern entfernt ist, einen Fall einsehen, seinen Rat geben oder sogar eine Operation in Echtzeit anleiten. Das bedeutet, dass Patienten selbst in abgelegenen oder unterversorgten Gebieten von der Expertise hochrangiger Spezialisten profitieren können.

Modellierung und Simulation sind weitere Bereiche, in denen die Digitalisierung Wunder bewirkt hat. Mithilfe fortschrittlicher Programme ist es möglich, Notfallszenarien zu simulieren, sodass Gesundheitsfachkräfte üben und sich auf reale Situationen vorbereiten können, ohne echte Patienten in Gefahr zu bringen.

Auch **Apps und Plattformen zur Unterstützung** sind entstanden. Diese Tools können bei allem helfen, von der Verwaltung von Medikamenten über die Überwachung von Vitalzeichen bis hin zur Vernetzung von

Gesundheitsfachkräften für schnelle Diskussionen und Beratungen.

Mit der Digitalisierung kommt jedoch auch die Verantwortung für die **Datensicherheit**. Da so sensible Informationen auf dem Spiel stehen, müssen die Systeme vor Cyberangriffen sicher sein und die Vertraulichkeit und Integrität der Patientendaten gewährleisten.

Darüber hinaus sind die **Standardisierung** digitaler Tools und die kontinuierliche Schulung von Gesundheitsfachkräften in deren Nutzung von entscheidender Bedeutung, um die Vorteile der Digitalisierung zu maximieren.

Die Digitalisierung in der Intensivmedizin ist weit mehr als nur ein technologisches Update. Sie ist eine tiefgreifende Veränderung der Art und Weise, wie Pflege geleistet wird, und verbessert die Effizienz, Genauigkeit und letztlich auch die Ergebnisse für die Patienten. Doch wie jede Revolution erfordert sie ständige Anpassung, Schulung und Wachsamkeit, um sicherzustellen, dass die Technologie stets im besten Interesse der Patienten eingesetzt wird.

Elektronische Gesundheitsakten

Elektronische Patientenakten (Electronic Medical Records, EMR) spiegeln den technologischen Wandel im Gesundheitswesen wider. Sie bieten eine strukturierte und effiziente Möglichkeit, medizinische Informationen zu speichern, abzurufen und weiterzugeben. Diese Innovation ist besonders relevant für die Intensivstation, wo schnelle Entscheidungen auf der Grundlage präziser Informationen buchstäblich über Leben und Tod entscheiden können.

Früher war die medizinische Welt hauptsächlich auf Papierakten angewiesen. Diese physischen Akten brachten viele Herausforderungen mit sich: Sie konnten verlegt werden, waren schwer zwischen medizinischem Fachpersonal auszutauschen und konnten beschädigt werden. Außerdem benötigten sie viel Speicherplatz und ihre Suche war oft zeitaufwendig.

Mit der Einführung des EMR wurden diese Herausforderungen weitgehend überwunden. Die medizinischen Informationen eines Patienten, einschließlich seiner Krankengeschichte, der verschriebenen Medikamente, der Testergebnisse und der Notizen des Gesundheitspersonals, werden elektronisch gespeichert. Dies bietet viele Vorteile:

- **Zugänglichkeit**: Ärzte und medizinisches Fachpersonal können mit wenigen Klicks von jedem Ort aus auf die Patientenakte zugreifen, sofern sie die entsprechenden Berechtigungen haben.
- **Kontinuität der Pflege**: Da die medizinischen Informationen zentralisiert werden, wird die Kontinuität der Pflege gefördert. Wenn ein Patient von einer Abteilung in eine andere oder sogar von einem Krankenhaus in ein anderes verlegt wird, kann seine elektronische Akte von den neuen Fachkräften eingesehen werden, so dass nichts verloren geht oder falsch interpretiert wird.
- **Sicherheit**: EMRs sind in der Regel durch Verschlüsselungsmaßnahmen gesichert, um die Vertraulichkeit der Daten zu gewährleisten. Darüber hinaus können elektronische Systeme nachverfolgen, wer, wann und aus welchem Grund auf die Akte zugegriffen hat, wodurch eine vollständige Transparenz gewährleistet wird.
- **Aktualisierungen in Echtzeit**: Änderungen oder Ergänzungen des Dossiers können in Echtzeit

vorgenommen werden, so dass alle Informationen auf dem neuesten Stand sind.

- **Interoperabilität**: Einige EMR-Systeme können miteinander kommunizieren, sodass medizinische Informationen zwischen verschiedenen Institutionen oder Spezialisten ausgetauscht werden können.
- **Fehlervermeidung**: Die Digitalisierung minimiert manuelle Fehler, wie z. B. das Vergessen oder die Fehlinterpretation einer unleserlichen Handschrift.

Trotz dieser Vorteile ist die Einführung von EMRs jedoch nicht ohne Herausforderungen. Sie erfordert eine angemessene Schulung des Personals, eine Anpassung an neue Technologien und eine ständige Wachsamkeit in Bezug auf die Sicherheit und Vertraulichkeit der Daten.

Zusammenfassend lässt sich sagen, dass die Elektronische Patientenakte einen großen Fortschritt für die moderne Medizin darstellt. Sie optimiert die Behandlung und Betreuung von Patienten und verbessert die Zusammenarbeit und Kommunikation zwischen den Angehörigen der Gesundheitsberufe. Doch wie bei jedem Werkzeug hängt seine Wirksamkeit von seiner ordnungsgemäßen und ethischen Verwendung ab.

Telemedizin und Zusammenarbeit auf Distanz

Die Telemedizin, eine Verschmelzung von traditioneller Medizin und technologischen Fortschritten, hat die Art und Weise, wie Pflege geleistet und empfangen wird, grundlegend verändert. Sie ist zu einem unverzichtbaren Verbündeten des Gesundheitspersonals geworden, vor allem in kritischen Bereichen wie der Intensivstation. Da die Welt immer stärker vernetzt wird, ist die Fähigkeit zur

Zusammenarbeit aus der Ferne nicht nur eine Innovation, sondern auch eine Notwendigkeit.

Der Aufschwung der Telemedizin ist das Ergebnis eines Zusammenspiels verschiedener Faktoren. Technologische Fortschritte, insbesondere im Bereich der Internetkonnektivität und der vernetzten medizinischen Geräte, haben die Konsultation und Betreuung aus der Ferne möglich gemacht. Dieser Trend wurde durch den Bedarf an Zugang zu medizinischer Versorgung in abgelegenen oder unterversorgten Gebieten und die Notwendigkeit, auf Notfallsituationen zu reagieren, wenn ein Spezialist nicht physisch anwesend ist, noch verstärkt.

Auf der Intensivstation, wo es oft zu kritischen Situationen kommt, hat die Telemedizin mehrere lebenswichtige Anwendungen:

- **Expertenkonsultationen aus der Ferne**: Ein Patient auf der Intensivstation benötigt möglicherweise die Meinung eines Spezialisten, der nicht vor Ort ist. Dank der Telemedizin kann dieser Spezialist den Patienten in Echtzeit beurteilen, die Testergebnisse interpretieren und das Team vor Ort anleiten.
- **Kontinuierliche Überwachung**: Einige Systeme ermöglichen eine Fernüberwachung der Vitalzeichen des Patienten und alarmieren das medizinische Team automatisch, wenn eine Anomalie auftritt.
- **Ausbildung und Mentoring** : Gesundheitsfachkräfte in Ausbildung können von Mentoring-Sitzungen oder Live-Schulungen mit Experten profitieren, auch wenn diese Tausende Kilometer entfernt sind.
- **Zusammenarbeit zwischen Krankenhäusern**: In komplexen Fällen, die eine Zusammenarbeit zwischen mehreren Institutionen erfordern, erleichtert die Telemedizin die Kommunikation und den

Informationsaustausch und gewährleistet so eine koordinierte Behandlung.

Die Telemedizin ist jedoch nicht ohne Herausforderungen. **Datenschutz und Datensicherheit** sind von größter Bedeutung. Die Plattformen müssen sicher sein, um den Schutz der Patienteninformationen zu gewährleisten. Darüber hinaus muss unbedingt **eine Behandlungsqualität gewährleistet werden, die** der einer persönlichen Konsultation **entspricht.**
Darüber hinaus hängt der Erfolg der Telemedizin auch von der **Ausbildung und der Anpassungsfähigkeit der Angehörigen der Gesundheitsberufe** ab. Sie müssen nicht nur in den technologischen Werkzeugen, sondern auch in den Fähigkeiten der Fernkommunikation geschult werden.

Die Telemedizin ist ein leuchtendes Beispiel dafür, wie die Technologie die Medizin bereichern und verbessern kann. Sie überwindet geografische Barrieren, bietet Lernmöglichkeiten und stellt sicher, dass der Patient selbst in den kritischsten Situationen Zugang zur bestmöglichen Versorgung hat. Wie jede Innovation muss sie jedoch klug eingesetzt werden, wobei das Interesse und die Sicherheit des Patienten immer an erster Stelle stehen müssen.

Kapitel 9

ERFAHRUNGSBERICHTE

Erfahrungsberichte von Pflegekräften

Die Welt der Intensivstation ist oft unbekannt, und die Erfahrungsberichte von Pflegekräften, die tagtäglich dort arbeiten, sind entscheidend, um die Komplexität, die Herausforderungen und die Momente der Befriedigung zu verstehen. Diese Berichte aus dem Mund derjenigen, die mitten im Geschehen stehen, können wertvolle und authentische Einblicke bieten.

Sophie, 34 Jahre, seit 8 Jahren Krankenpflegehelferin :
"Die Intensivstation ist ein ganz eigenes Universum. Hier zählt jede Sekunde. Was ich an meiner Arbeit am meisten liebe, ist diese tiefe Verbindung, die ich mit meinen Patienten aufbaue, auch wenn sie oft bewusstlos sind. Ich bin ihre Stimme, ihre Hände, ihre Beine. Ich spreche mit ihnen, ich singe ihnen vor, ich beruhige sie. Ich weiß, dass sie hören und fühlen können, auch wenn sie nicht antworten können".

Alexandre, 28, seit vier Jahren Pflegehelferin :
"Die ersten Monate auf der Intensivstation waren hart. Ich war emotional nicht darauf vorbereitet, so viel Leid zu sehen. Aber mit der Zeit habe ich gelernt, meine Emotionen zu kanalisieren und Kraft in kleinen Siegen zu finden. Wie zum Beispiel, als Mrs. Dupont nach Wochen im Koma zum ersten Mal meine Hand drückte. Diese Momente entschädigen mich mehr als genug für die schweren Tage".

Fatima, 40, Pflegehelferin seit 15 Jahren :
"Was die Öffentlichkeit nicht immer sieht, ist der Teamgeist auf der Intensivstation. Wir sind wie eine Familie. Jeder spielt eine lebenswichtige Rolle. Und wenn ein Patient von der Intensivstation entlassen wird, ist das ein Sieg für uns alle. Wir feiern, wir trauern, wir unterstützen uns gegenseitig".

Julius, 30, seit fünf Jahren Pflegehelferin :
"Die Technik auf der Intensivstation ist beeindruckend. Aber was ich gelernt habe, ist, dass hinter jeder Maschine ein Mensch mit seinen Ängsten, seinen Hoffnungen und seiner Familie steht. Meine Aufgabe ist es, an diese Menschlichkeit zu erinnern und dafür zu sorgen, dass jeder Patient mit Würde und Respekt behandelt wird".

Nina, 50, Pflegehelferin seit 25 Jahren :
"Ich habe miterlebt, wie sich die Intensivstation im Laufe der Jahre weiterentwickelt hat. Die technischen Fortschritte sind unglaublich. Was sich aber nicht geändert hat, ist der Kern unseres Berufs: sich um andere zu kümmern. Das war es, was mich vor 25 Jahren zu diesem Beruf hingezogen hat, und das ist es, was mich auch heute noch begeistert."

Diese Berichte spiegeln die Leidenschaft, die Hingabe und das Engagement der Pflegerinnen und Pfleger auf der Intensivstation wider. Sie erinnern daran, dass trotz des technologischen Fortschritts und der ständigen Herausforderungen die Menschlichkeit im Mittelpunkt der Pflege steht. Die Pflegehelfer sind die stillen Wächter dieser Menschlichkeit und sorgen dafür, dass jeder Patient mit Liebe, Respekt und Würde behandelt wird.

Herausforderungen und Erfolge

Die Intensivstation ist eine Welt der Kontraste. Zwischen ständigen Herausforderungen und Erfolgsmomenten navigieren die Pflegehelfer durch eine Welt, in der Leben und Tod nah beieinander liegen, in der jede Entscheidung zählt und jede Geste einen Unterschied machen kann.

Die **ständige Nähe zum Tod** ist zweifellos eine der größten Herausforderungen auf der Intensivstation. Jeder Patient, der in diese Abteilung eingeliefert wird, befindet sich in einer kritischen Situation, und trotz aller Bemühungen schaffen es manche nicht. Für einen Pfleger kann der Verlust eines Patienten tiefgreifend sein, umso mehr, wenn er eine Verbindung zu dem Patienten oder seiner Familie aufgebaut hat. Es geht darum zu lernen, mit diesen Emotionen umzugehen und ein Gleichgewicht zwischen Empathie und Professionalität zu finden.

Das **hohe Arbeitstempo** und die Forderung nach ständiger Wachsamkeit können ebenfalls anstrengend sein. Auf der Intensivstation können Veränderungen schnell und ohne Vorwarnung eintreten. Der Pflegehelfer muss handlungsbereit sein und seine Reaktion auf die aktuellen Bedürfnisse abstimmen, oft in stressigen Situationen.

Darüber hinaus kann **Teamarbeit** ein zweischneidiges Schwert sein. Während eine gute Zusammenarbeit Unterstützung und Effizienz bieten kann, können Spannungen oder Missverständnisse das Wohlbefinden der Fachkräfte und die Qualität der Pflege beeinträchtigen.

Nichtsdestotrotz bietet die Intensivstation auch unbezahlbare Erfolgsmomente. Da ist diese **intensive Freude,** wenn ein Patient nach Tagen oder sogar Wochen auf der Intensivstation erste Anzeichen von Besserung zeigt, wenn er ohne fremde Hilfe atmet oder zum ersten Mal kommuniziert. Diese Momente sind starke Erinnerungen an den Einfluss, den ein Pfleger auf das Leben eines Menschen haben kann.

Auch die **Beziehungen, die zu den Patienten und ihren Familien aufgebaut werden,** sind eine Quelle des Erfolgs. Wenn ein ehemaliger Patient die Station bei guter Gesundheit wieder besucht, um sich beim Team zu bedanken, ist dies eine Bestätigung für das Engagement und die Bemühungen.

Darüber hinaus sind **ständige Weiterbildung** und das Erlernen neuer Fähigkeiten oder Technologien eine Quelle der Erfüllung. Die Intensivstation ist ein Bereich, der sich ständig weiterentwickelt, und jede Gelegenheit, etwas zu lernen, ist ein Schritt zur Verbesserung der Pflege.

Die Welt der Wiederbelebung ist gespickt mit Herausforderungen, aber auch mit Möglichkeiten zum Erfolg. Pflegerinnen und Pfleger mit ihrer Leidenschaft und Hingabe sind das Herzstück dieser Erfolge. Jeden Tag machen sie einen Unterschied und bringen Hoffnung und Trost in eine Umgebung, in der jeder Augenblick zählt.

Markante Momente in der Intensivstation

Die Intensivstation ist ein Umfeld, in dem sich intensive, oft emotional aufgeladene Momente konzentrieren, die die Menschen, die dort arbeiten, tief prägen. Diese Momente, ob glücklich, schmerzhaft, inspirierend oder herzzerreißend, hinterlassen einen unauslöschlichen Eindruck und prägen die Berufung der Fachkräfte.

Das unerwartete Erwachen: Es gibt Patienten, die man für verloren hält, deren Chancen auf ein Erwachen nach langen Tagen oder sogar Wochen im Koma gering erscheinen. Doch auf der Intensivstation geschehen auch Wunder. Wenn einer dieser Patienten die Augen öffnet, ein Familienmitglied erkennt oder ein paar Worte flüstert, ist das wie eine Wiedergeburt. Diese Momente sind starke Erinnerungen an die menschliche Resilienz und das Erholungspotenzial des Körpers.

Der stille Abschied: Im Gegensatz dazu gibt es diese Momente, in denen alles versucht wurde, alle medizinischen Ressourcen ausgeschöpft sind und nichts anderes übrig bleibt, als einen Patienten in sein Ende zu begleiten. Diese Momente, in denen sich das Team um einen Patienten versammelt, oft zusammen mit der Familie, um einen letzten Abschied zu nehmen, sind von einer tiefen Würde und heiligem Respekt vor dem Leben geprägt.

Die Stärke der Familien: Auf der Intensivstation kommt es auch zu einschneidenden Begegnungen mit den Familien der Patienten. Zu sehen, wie ein Ehepartner Tag und Nacht wacht, wie Kinder einen Elternteil unterstützen oder wie Eltern um ihr Kind kämpfen, zeugt von der Liebe und der Stärke der Familienbande. Diese Familien inspirieren mit ihrem Schmerz, ihrer Hoffnung und ihrer Entschlossenheit oftmals das Pflegeteam.

Teamgeist: Auf der Intensivstation sind die Herausforderungen alltäglich. Wenn eine Situation kritisch wird, ist es beeindruckend zu sehen, wie das Team in einem Augenblick mit Koordination und Entschlossenheit mobilisiert wird. Solche Krisenzeiten stärken die Solidarität unter den Teammitgliedern und schaffen unverbrüchliche Bindungen.

Wiedersehen: Wenn ein ehemaliger Patient auf die Intensivstation zurückkehrt, nicht als Patient, sondern als Besucher, um dem Team zu danken, ist dies ein Moment großer Dankbarkeit. Dieses Wiedersehen ist ein konkreter Beweis für den positiven Einfluss, den das Team auf das Leben eines Menschen haben kann.

Die Intensivstation ist ein Mosaik aus Momenten, die zwischen Leben und Tod, Hoffnung und Verzweiflung, Freude und Traurigkeit schwanken. Diese prägenden Momente sind wie Lektionen über die Zerbrechlichkeit und Schönheit des Lebens, die den Pfleger ständig an die Kostbarkeit jedes Augenblicks und den unschätzbaren Wert seines Berufs erinnern.

Tipps für Neueinsteiger

Der Einstieg als Pflegehelfer auf einer Intensivstation kann aufregend und einschüchternd zugleich sein. Es ist ein anspruchsvolles, oft unvorhersehbares, aber auch zutiefst befriedigendes Umfeld. Für Neueinsteiger sind hier einige Tipps, wie sie sich in diesem Umfeld anpassen, lernen und gedeihen können :

1. Bereiten Sie sich mental vor : Die Intensivstation ist ein Ort extremer Gegensätze, an dem Leben und Tod nebeneinander liegen. Es ist entscheidend, diese Realität von Anfang an zu verstehen, um emotional besser damit umgehen zu können.

2. Seien Sie immer bereit zu lernen: Medizin und Technologie entwickeln sich schnell weiter. Es ist entscheidend, auf dem Laufenden zu bleiben, an Schulungen teilzunehmen und nie zu zögern, Fragen zu stellen.

3. Kommunizieren Sie: Kommunikation ist das Herzstück der Intensivstation. Scheuen Sie sich nicht, Ihre Bedenken mitzuteilen, um Hilfe zu bitten und sicherzustellen, dass Sie die Anweisungen verstehen.

4. Bauen Sie Verbindungen zu Ihrem Team auf: Der Zusammenhalt im Team ist lebenswichtig. Knüpfen Sie Beziehungen zu Ihren Kollegen, lernen Sie sich kennen und unterstützen Sie sich gegenseitig.

5. Achten Sie auf sich selbst: Angesichts stressiger und emotionaler Situationen ist es entscheidend, Selbstfürsorge zu praktizieren. Finden Sie Wege, um Dampf abzulassen, sei es durch Sport, Meditation oder andere Aktivitäten.

6. Hören Sie zu und beobachten Sie: Nehmen Sie sich in den ersten Tagen Zeit, um die Arbeitsweise der Einheit, die Routinen und Protokolle zu beobachten. Dies ist eine effektive Methode, um schnell zu lernen.

7. Haben Sie Geduld mit sich selbst: Das Lernen in der Intensivstation ist kontinuierlich und es ist normal, Fehler zu machen. Entscheidend ist Ihre Fähigkeit, aus diesen Fehlern zu lernen und sich zu verbessern.

8. Beteiligen Sie sich: Nehmen Sie an Teamsitzungen, Schulungen und Diskussionen teil. Je mehr Sie sich einbringen, desto integrierter und kompetenter werden Sie sich fühlen.

9. Bleiben Sie patientenzentriert : In der Hektik kann man leicht vergessen, dass jede Maschine, jeder Alarm mit einem Menschen verbunden ist. Jeder Patient ist einzigartig und verdient Respekt und Mitgefühl.

10. Suchen Sie Mentoren: Identifizieren Sie erfahrene Kollegen, die Sie anleiten, beraten und ihre Erfahrungen mit Ihnen teilen können. Sie können eine unschätzbare Ressource sein.

Letztendlich ist die Arbeit auf der Intensivstation eine Berufung. Es ist eine Umgebung, die Ihr Fachwissen, Ihre Belastbarkeit und Ihre Menschlichkeit herausfordert. Aber es ist auch ein Ort, an dem Sie jeden Tag einen spürbaren Unterschied im Leben Ihrer Patienten und deren Familien machen können.

Fehler, die Sie vermeiden sollten

Die Intensivstation ist eine medizinische Abteilung, in der die Fehlerquote gering ist, da die Folgen schwerwiegend sein können. Für einen Pflegehelfer sind hier einige häufige

Fehler aufgeführt, die es zu vermeiden gilt, sowie Vorschläge, um die beste Pflegequalität zu gewährleisten :

1. Vernachlässigung der Kommunikation :
   * **Fehler**: Wichtige Änderungen oder Bedenken bezüglich eines Patienten nicht melden.
   * **Lösung**: Stellen Sie sicher, dass Sie immer effektiv mit Ihrem Team kommunizieren und Anweisungen klar verstehen.

2. Regelmäßige Überprüfungen unterlassen :
   * **Fehler**: Ignorieren der Routinen zur Überwachung und Überprüfung von Patienten.
   * **Lösung**: Legen Sie eine strikte Routine zur Überwachung der Vitalzeichen und des Allgemeinzustands der Patienten fest und halten Sie sich daran.

3. Vernachlässigung der persönlichen Hygiene :
   * **Fehler**: Vergessen, sich zwischen den Patienten die Hände zu waschen oder die Handschuhe zu wechseln.
   * **Lösung**: Halten Sie sich strikt an die Hygieneprotokolle, um Kreuzinfektionen zu verhindern.

4. Falsche Verwendung oder falsches Verständnis der Ausrüstung :
   * **Fehler**: Nicht zu wissen, wie ein Gerät funktioniert, oder es falsch zu verwenden.
   * **Lösung**: Lassen Sie sich schulen und stellen Sie sicher, dass Sie die Funktionsweise der Geräte verstehen, bevor Sie sie benutzen.

5. Ignorieren der eigenen Grenzen :
- **Fehler**: Der Versuch, eine Aufgabe auszuführen, ohne über die nötige Ausbildung oder Kompetenz zu verfügen.
- **Lösung**: Kenne deine Grenzen und scheue dich nicht, um Hilfe oder Rat zu bitten, wenn du dir unsicher bist.

6. Sich von Emotionen überwältigen lassen :
- **Fehler**: Persönliche Gefühle die Entscheidungsfindung oder die Patientenversorgung beeinträchtigen lassen.
- **Lösung**: Suchen Sie sich Unterstützung, sprechen Sie mit Kollegen oder Vorgesetzten über Ihre Gefühle und versuchen Sie, Ihre Gefühle von Ihrer Arbeit zu trennen.

7. Mangel an Proaktivität :
- **Fehler**: Abwarten, bis Probleme auftreten, statt vorausschauend zu handeln.
- **Lösung**: Seien Sie stets wachsam, antizipieren Sie die Bedürfnisse der Patienten und gehen Sie proaktiv auf potenzielle Probleme ein.

8. Dokumentation vergessen :
- **Fehler**: Dokumentieren Sie die geleistete Pflege oder die Beobachtungen nicht.
- **Lösung**: Führen Sie über alles, was den Patienten betrifft, eine schriftliche Aufzeichnung. Die Dokumentation ist entscheidend, um die Kontinuität der Pflege zu gewährleisten.

9. Vernachlässigung der Selbstversorgung :
- **Fehler**: Ignorieren Sie die Anzeichen von Burnout oder Stress bei sich zu Hause.
- **Lösung**: Achten Sie auf Ihr geistiges und körperliches Wohlbefinden, machen Sie Pausen, wenn es nötig ist, und holen Sie sich bei Bedarf Unterstützung.

10. Selbstgefälligkeit zeigen :
- **Fehler**: Zu denken, dass man alles weiß, oder an alten Methoden festzuhalten, ohne sich um Weiterentwicklung zu bemühen.
- **Lösung**: Bilden Sie sich weiter und lernen Sie, seien Sie offen für neue Methoden und Feedback.

Der Schlüssel zur Intensivstation ist, wie in den meisten medizinischen Bereichen, Wachsamkeit, ständige Weiterbildung, Teamarbeit und das Engagement für die Sicherheit und das Wohlergehen des Patienten.

Tipps für einen erfolgreichen Start in den Dienst

Die ersten Schritte auf einer Intensivstation zu machen, kann einschüchternd sein. Die Umgebung ist anspruchsvoll und der Druck kann hoch sein. Wenn man jedoch einige wichtige Tipps im Hinterkopf behält, kann man diesen Übergang erleichtern und für einen erfolgreichen Start sorgen :

1. Assimilieren Sie den Ort :
Bevor Sie beginnen, machen Sie sich mit dem Layout der Abteilung vertraut. Stellen Sie fest, wo sich die wichtigsten Geräte, Pausenräume, Lagerräume usw. befinden. Dies wird Ihnen in Notsituationen helfen, Zeit zu sparen.

2. Engagieren Sie sich in der Ausbildung :
Nutzen Sie alle angebotenen Fortbildungsmöglichkeiten. Dies wird Ihre Fähigkeiten und Ihr Selbstvertrauen stärken und Ihnen helfen, die spezifischen Erwartungen Ihres neuen Umfelds zu verstehen.

3. Hören und beobachten Sie :
Nehmen Sie sich in den ersten Tagen Zeit, um die Interaktionen, Routinen und Protokolle zu beobachten. Dadurch erhalten Sie eine klare Vorstellung von den internen Abläufen in der Abteilung.

4. Bitten Sie um Feedback :
Wenn Sie eine Aufgabe oder Intervention erledigt haben, scheuen Sie sich nicht, Ihre Kollegen oder Vorgesetzten um Feedback zu bitten. Dies ist ein effektiver Weg, um zu lernen und sich zu verbessern.

5. Seien Sie organisiert :
Schaffen Sie sich eine Routine für Ihre täglichen Aufgaben. Regelmäßigkeit hilft Ihnen dabei, nichts zu vergessen und Ihre Zeit effektiv zu nutzen.

6. Finden Sie einen Mentor :
Jemanden zu haben, der Sie anleitet, Ihnen Ratschläge gibt und seine Erfahrungen mit Ihnen teilt, kann sehr vorteilhaft sein. Ein Mentor kann Ihnen helfen, häufige Fehler zu vermeiden und sich schneller zu integrieren.

7. Beteiligen Sie sich aktiv :
Nehmen Sie an Teamsitzungen und Schulungen teil. Dies ist eine hervorragende Gelegenheit, Fragen zu stellen, zu lernen und Kontakte zu Kollegen zu knüpfen.

8. Machen Sie sich Notizen :
Haben Sie immer ein kleines Notizbuch zur Hand, in das Sie wichtige Informationen, Protokolle oder Tipps, die Sie unterwegs lernen, eintragen können.

9. Bewahren Sie Ruhe :
Es wird häufig zu Notsituationen kommen. Zu lernen, wie man einen kühlen Kopf bewahrt, ist entscheidend, um fundierte Entscheidungen zu treffen und die bestmögliche Versorgung zu gewährleisten.

10. Achten Sie auf sich selbst :
Vernachlässigen Sie Ihr Wohlbefinden nicht. Finden Sie ein Gleichgewicht zwischen Arbeit und Privatleben und sorgen Sie dafür, dass Sie regelmäßig Dampf ablassen.

Denken Sie daran, dass jeder Krankenpflegehelfer, auch der erfahrenste, einmal ein Anfänger war. Lernen ist ein kontinuierlicher Prozess, und jeder Tag bringt neue Kenntnisse und Fähigkeiten mit sich. Mit Engagement, Neugier und Teamgeist wird Ihr Einstieg in die Intensivstation zu einer lohnenden Erfahrung.

Kapitel 10

ZUKUNFTSPERSPEKTIVEN

Trends in der Intensivpflege

Die Welt der Intensivpflege oder Intensivstation ist durch technologische Fortschritte, medizinische Entdeckungen und Änderungen der Protokolle auf der Grundlage neuer Forschungsergebnisse ständig in Bewegung. Hier ein Überblick über die wichtigsten Trends in der Intensivpflege :

1. Telemedizin :
Mit der Zunahme der Kommunikationstechnologie nutzen immer mehr Intensivstationen die Telemedizin, um Spezialisten zu konsultieren, Patienten aus der Ferne zu überwachen oder sogar für Echtzeit-Sekundenmeinungen.

2. Künstliche Intelligenz (KI) und Datenanalyse :
KI wird zunehmend eingesetzt, um große Mengen an Patientendaten zu analysieren, was dazu beitragen kann, Organversagen oder andere Komplikationen vorherzusehen, bevor sie kritisch werden.

3. Weniger invasive Techniken :
Innovationen wie bettseitige Ultraschalluntersuchungen oder nichtinvasive Herzfunktionsmonitore verringern die Notwendigkeit größerer und riskanterer Eingriffe.

4. Simulationstraining :
Simulationsgestützte Schulungen für das Personal in der Intensivpflege werden zum Standard und ermöglichen es den Teams, den Umgang mit Notfallsituationen in einer risikofreien Umgebung zu üben.

5. Patienten- und familienzentrierte Ansätze :
Es gibt eine wachsende Bewegung, Patienten und ihre Familien stärker in Entscheidungen über die Versorgung einzubeziehen und dabei die Bedeutung ihrer Perspektiven und Bedürfnisse anzuerkennen.

6. Verbesserung der Lebensqualität nach der Intensivpflege
:

Forscher und Kliniker richten ihre Aufmerksamkeit verstärkt auf die langfristigen Folgen der Aufnahme auf die Intensivstation, was zu gezielteren Interventionen zur Verbesserung der Lebensqualität nach der Entlassung führt.

7. Tragbare Geräte und Wearables :
Geräte wie tragbare Vitalzeichenmonitore ermöglichen eine kontinuierliche Überwachung, ohne den Patienten mit Kabeln und Drähten zu belasten.

8. Umgebungen für "grüne" Intensivpflege :
Der Schwerpunkt liegt auf der Schaffung umweltfreundlicher Intensivstationen, sowohl im Hinblick auf die Energieeffizienz als auch auf die Abfallreduzierung.

9. Integration der psychischen Gesundheit :
Die Bedeutung der psychischen Gesundheit von Patienten auf der Intensivstation wird zunehmend erkannt und es werden Programme entwickelt, die sowohl Patienten als auch Personal unterstützen.

10. Interdisziplinäre Zusammenarbeit :
Intensivstationen fördern eine engere Zusammenarbeit zwischen verschiedenen Fachrichtungen, da sie anerkennen, dass die Betreuung schwerkranker Patienten einen Teamansatz erfordert.

Diese Trends verdeutlichen, dass der Bereich der Intensivpflege nicht einfach statisch bleibt. Da sich die Technologie und das medizinische Wissen weiterentwickeln, wird sich die Intensivpflege auch weiterhin anpassen, um Patienten in den kritischsten Momenten ihres Lebens die bestmögliche Unterstützung zu bieten.

Vorhersehbare Entwicklungen der Wiederbelebungsmedizin

Die Intensivmedizin befindet sich, wie andere medizinische Bereiche auch, in einem ständigen Wandel. Basierend auf aktuellen Trends, technologischen Fortschritten und dem wachsenden Bedarf an Gesundheitsversorgung können wir einige Entwicklungen für die nächsten Jahrzehnte voraussehen. Hier ein Ausblick auf die zu erwartenden Entwicklungen in der Intensivmedizin :

1. Personalisierung der Pflege :
Mit dem Aufschwung der genomischen Medizin und dem zunehmenden Verständnis der molekularen Mechanismen werden wir wahrscheinlich eine Personalisierung der Behandlung auf der Intensivstation erleben, bei der die Pflege an das genetische und biologische Profil jedes einzelnen Patienten angepasst wird.

2. Automatisierung und Robotik :
Roboter könnten für standardisierte Aufgaben wie Reinigung, Desinfektion oder sogar zur Unterstützung bei der Mobilisierung von Patienten eingesetzt werden und gleichzeitig automatisierte Systeme zur Überwachung der Vitalzeichen integrieren.

3. Fortgeschrittene Künstliche Intelligenz :
Über die Datenanalyse hinaus könnte die KI Behandlungspläne vorschlagen, Komplikationen vorhersehen und bei der klinischen Entscheidungsfindung in Echtzeit helfen.

4. Verstärkte Integration der Telemedizin :
Dies wird nicht nur Fernkonsultationen ermöglichen, sondern auch ferngesteuerte Operationen mithilfe von Robotik und Augmented Reality.

5. Bioprinting und regenerative Therapien :
Mit dem Wachstum des 3D-Bio-Drucks ist es möglich, dass Organe oder Gewebe für Transplantationen gedruckt werden können, wodurch die Versorgung von Patienten, die eine Transplantation benötigen, revolutioniert wird.

6. Immersive Bildung :
Einsatz von virtueller und erweiterter Realität zur Schulung von Fachkräften im Bereich der Intensivstation, die sich in komplexe Situationen versetzen können, ohne den Patienten zu gefährden.

7. Heimüberwachung :
Mit der Entwicklung von vernetzten medizinischen Geräten könnte die Überwachung von Patienten nach einer Intensivstation auf die häusliche Umgebung ausgeweitet werden, was einen reibungslosen Übergang und eine kontinuierliche Überwachung nach der Entlassung aus der Station ermöglichen würde.

8. Ganzheitlicher Ansatz für den Patienten :
Da der Ansatz die Verflechtungen zwischen Körper und Geist anerkennt, könnte er auf ergänzende Therapien wie Meditation oder Kunsttherapie ausgeweitet werden, die in den Behandlungspfad integriert werden.

9. Mikrobiom und Intensivpflege :
Da das Bewusstsein für die Bedeutung des Mikrobioms für die Gesundheit wächst, könnten Behandlungen zur Wiederherstellung oder Aufrechterhaltung eines gesunden Mikrobioms auf der Intensivstation üblich werden.

10. Bioethik und Patientenautonomie :
In dem Maße, wie sich die Technologien weiterentwickeln, werden komplexere bioethische Fragen auftauchen, die ein Überdenken der Art und Weise erfordern, wie Entscheidungen auf der Intensivstation getroffen werden und wie die Autonomie des Patienten gewahrt wird.

Es sei darauf hingewiesen, dass diese Vorhersagen zwar auf aktuellen Trends und Fortschritten beruhen, die Zukunft jedoch naturgemäß ungewiss bleibt. Doch unabhängig von den Entwicklungen wird das zentrale Ziel der Intensivstationsmedizin dasselbe bleiben: die bestmögliche Versorgung von Patienten in kritischen Momenten.

Veränderte Rolle der Pflegekraft angesichts dieser Entwicklungen

Angesichts der ständigen Weiterentwicklung der Intensivmedizin muss sich die Rolle des Pflegehelfers anpassen und verändern. Diese Veränderungen beschränken sich nicht nur auf den Erwerb neuer technischer Fertigkeiten, sondern umfassen auch neue Verantwortlichkeiten und verstärkte Beziehungskompetenzen.

1. Ständige Aktualisierung der technischen Fähigkeiten :
Mit der Einführung neuer Technologien und Geräte muss die Pflegekraft regelmäßig an Fortbildungen teilnehmen, um auf dem neuesten Stand zu bleiben und eine optimale Versorgung der Patienten zu gewährleisten.

2. Interpretation der numerischen Daten :
Mit der zunehmenden Digitalisierung auf der Intensivstation kann es sein, dass Pflegehelfer/innen Daten von vernetzten Geräten oder digitalen Schnittstellen überwachen und interpretieren müssen, was eine größere Gewandtheit im Umgang mit digitalen Werkzeugen erfordert.

3. Ganzheitlicher Ansatz in der Pflege :
Wie bereits erwähnt, könnte der Pflegeansatz zunehmend ganzheitlich werden. Die Pflegekraft könnte dann eine wichtige Rolle bei der Durchführung von ergänzenden

Therapien spielen, die über physische Interventionen hinausgehen.

4. Verstärkte Zusammenarbeit mit anderen Fachkräften :
Da die Interventionen immer spezialisierter werden, könnte der Pflegehelfer eng mit anderen Fachkräften wie Bioingenieuren, Datenwissenschaftlern oder Spezialtherapeuten zusammenarbeiten.

5. Umgang mit der Autonomie des Patienten :
Die Technologie könnte Patienten zu mehr Selbstständigkeit verhelfen, sogar auf der Intensivstation. Der Pfleger muss diese Veränderung begleiten und den Patienten dabei unterstützen, sich diese Hilfsmittel anzueignen.

6. Verstärkte erzieherische Rolle :
Patienten und ihre Familien könnten angesichts dieser neuen Technologien und Methoden mehr Erklärungen benötigen. Die Pflegekraft könnte eine stärkere pädagogische Rolle übernehmen, um sie zu beruhigen und aufzuklären.

7. Emotionale und psychologische Kompetenzen :
Die technologischen und medizinischen Herausforderungen dürfen die Bedeutung der menschlichen Seite nicht überschatten. Die Pflegekraft wird ihre Kompetenzen im Zuhören, Kommunizieren und in der psychologischen Unterstützung ausbauen müssen.

8. Ethik und moralische Reflexion :
Technologische Fortschritte können ethische Dilemmata hervorrufen. Da die Pflegekraft im Mittelpunkt der Pflege steht, wird sie in diese Überlegungen einbezogen, was eine Ausbildung in medizinischer Ethik erfordert.

9. Flexibilität und Anpassungsfähigkeit :
Die rasante Entwicklung in der Medizin erfordert eine
ständige Anpassungsfähigkeit. Die Krankenpflegehelferin/
der Krankenpflegehelfer muss ein hohes Maß an Flexibilität
zeigen, um sich in diesem sich verändernden Umfeld
zurechtzufinden.

10. Förderung der Telemedizin :
Auch wenn der Pflegehelfer hauptsächlich im direkten
Kontakt mit dem Patienten arbeitet, könnte er dazu
angehalten werden, die Nutzung der Telemedizin bei den
Patienten zu fördern und zu erleichtern, insbesondere bei
der Fernbetreuung nach einer Intensivstation.

Trotz dieser Entwicklungen bleibt die Rolle der Pflegekraft
in der Pflegekette von entscheidender Bedeutung. Die
Herausforderung besteht darin, ein Gleichgewicht
zwischen Technologie und Menschlichkeit zu finden, bei
dem die Maschine und die Wissenschaft dem Individuum
dienen, ohne es jemals zu entmenschlichen. Als zentraler
Dreh- und Angelpunkt in diesem Prozess wird der Pfleger
zum Garanten dieses empfindlichen Gleichgewichts.

Zukünftige Herausforderungen
für die Pflegekraft

Die zukünftigen Herausforderungen für den Intensivpfleger
sind vielfältig und liegen im Spannungsfeld zwischen
technologischen Entwicklungen, menschlichen
Bedürfnissen und medizinischen Anforderungen. Wenn
man sich mit diesen Herausforderungen auseinandersetzt,
erkennt man einen Beruf, der sich im Wandel befindet,
dessen Kern - die Pflege - jedoch unantastbar bleibt.

1. Digitalisierung und technologische Kompetenz :
Mit dem Aufschwung der Medizintechnik und der Telemedizin muss sich die Pflegekraft einen souveränen Umgang mit digitalen Hilfsmitteln aneignen. Die Herausforderung besteht darin, diese Technologien integrieren zu können, ohne dass dadurch eine Barriere zwischen ihm und dem Patienten entsteht.

2. Vielfalt der Patienten und Pathologien :
Angesichts einer alternden Bevölkerung und der zunehmenden Globalisierung wird die Krankenpflegehilfe mit einer größeren Vielfalt an Krankheitsbildern und einer kulturellen Pluralität der Patienten konfrontiert sein. Diese Unterschiede zu verstehen und zu respektieren wird von größter Bedeutung sein.

3. Ethische Herausforderungen :
Angesichts der Möglichkeiten, die die neuen Technologien bieten, und der Fragen am Lebensende wird die Pflegekraft immer häufiger mit ethischen Fragen konfrontiert. Wie kann man eine Entscheidung treffen, die den Willen des Patienten, die medizinischen Empfehlungen und die persönlichen Werte respektiert?

4. Work-Life-Balance :
Das hektische Tempo auf den Intensivstationen in Verbindung mit einer schweren emotionalen Belastung kann sich auf die psychische Gesundheit des Pflegehelfers auswirken. Ein Gleichgewicht zwischen Berufs- und Privatleben zu finden, wird eine ständige Herausforderung sein.

5. Umgang mit begrenzten Ressourcen :
In einem Kontext, in dem die medizinischen Ressourcen begrenzt sein können, insbesondere bei Gesundheitskrisen, wird die Pflegekraft mit der Notwendigkeit konfrontiert sein, Prioritäten zu setzen und ihre Maßnahmen zu optimieren.

6. Antizipation und Anpassung :
Die Pflegekraft muss eine vorausschauende Fähigkeit entwickeln, um die Bedürfnisse des Patienten vorherzusehen und gleichzeitig flexibel zu bleiben, um sich an unvorhergesehene Notsituationen anzupassen.

7. Erzieherische und präventive Rolle :
Die Pflegekraft wird eine größere erzieherische Rolle übernehmen müssen, indem sie Patienten und ihre Familien über die Pflege nach der Intensivstation und die Vermeidung von Komplikationen berät.

8. Interprofessionelle Zusammenarbeit :
Es wird eine multidisziplinäre Teamarbeit erforderlich sein, die erhöhte Kommunikations- und Kooperationsfähigkeiten erfordert, um eine umfassende Patientenversorgung zu gewährleisten.

9. Integration komplementärer Therapien :
Mit dem wachsenden Interesse an alternativer und komplementärer Medizin könnte die Pflegekraft dazu angehalten werden, diese Ansätze in ihre Praxis zu integrieren.

10. Entwicklung des Rechtsrahmens :
Die Pflegekraft muss ständig über die regulatorischen Entwicklungen in ihrem Beruf und die medizinischen Protokolle informiert sein und so eine sichere Pflege gewährleisten, die den neuesten Empfehlungen entspricht.

Angesichts dieser Herausforderungen werden sich Weiterbildung und professionelle Unterstützung als unerlässlich erweisen. Die Pflegekraft von morgen muss Belastbarkeit, Einfühlungsvermögen, Neugierde und einen ständigen Lerndrang an den Tag legen, um in ihrem Beruf auf dem neuesten Stand zu bleiben und gleichzeitig die Menschlichkeit im Zentrum ihrer Praxis zu bewahren.

Anpassung zu neuen Technologien

Die Anpassung an neue Technologien stellt eine der Schlüsselkompetenzen für alle Angehörigen der Gesundheitsberufe dar, auch für den Pfleger auf der Intensivstation. In einem so komplexen und sich ständig weiterentwickelnden Umfeld wie der Medizin ist die Beherrschung dieser Werkzeuge von entscheidender Bedeutung, um eine optimale Versorgung des Patienten zu gewährleisten. Lassen Sie uns dies näher betrachten.

Mit dem Aufkommen der Medizin 4.0, die von Digitalisierung, Miniaturisierung und Automatisierung geprägt ist, hat sich die Intensivstation in einen wahren Technologie-Bienenstock verwandelt. Alles, von der Überwachung des Patienten bis hin zur medizinischen Dokumentation, ist heute von Technologie durchdrungen.

1. Verständnis und Aneignung der Werkzeuge :
Der Pfleger ist nicht mehr nur ein Akteur der grundlegenden Pflege. Er wird zu einem aktiven Benutzer der Maschinen, die den Patienten umgeben. Er muss ihre Funktionsweise verstehen, die von ihnen gelieferten Daten interpretieren und in manchen Fällen grundlegende Einstellungen vornehmen. Die Weiterbildung spielt hier eine entscheidende Rolle, um eine effiziente und sichere Nutzung der Geräte zu gewährleisten.

2. Elektronische Patientenakten :
Die Digitalisierung von Krankenakten erleichtert die Kommunikation zwischen den Mitgliedern des Pflegeteams. Die Pflegekraft muss in der Lage sein, in diesen Systemen zu navigieren, genaue Daten einzugeben und diese bei Bedarf abzurufen.

3. Telemedizin :
Die Telemedizin entwickelt sich mit großen Schritten und selbst auf der Intensivstation kann es vorkommen, dass bestimmte Konsultationen oder Nachsorgeuntersuchungen aus der Ferne durchgeführt werden. Der Pflegehelfer kann gebeten werden, bei der Einrichtung dieser Systeme zu helfen oder den Patienten bei einer Fernkonsultation zu unterstützen.

4. Künstliche Intelligenz und Robotik :
Auch wenn diese Technologien futuristisch klingen mögen, haben sie in einigen Krankenhäusern bereits Einzug gehalten. Sie können bei sich wiederholenden Aufgaben unterstützen, sodass sich die Pflegekräfte auf eine individuellere Pflege konzentrieren können.

5. Anpassungsfähigkeit und Neugier :
Neben der technischen Beherrschung ist die Fähigkeit der Pflegekraft, Innovationen gegenüber offen und neugierig zu bleiben, von grundlegender Bedeutung. Jede neue Technologie mag anfangs einschüchternd wirken, aber sie soll die Qualität der Pflege verbessern und die Arbeit des medizinischen Personals erleichtern.

6. Ethik und Menschlichkeit :
In dieser Flut von Technologie darf man nie das Wichtigste aus den Augen verlieren: den Patienten. Jede Maschine, jede Software hat das ultimative Ziel, das Leben des Patienten zu verbessern. Es ist von entscheidender Bedeutung zu wissen, wann man sich auf die Technologie verlässt und wann man den menschlichen Kontakt bevorzugt.

Letztendlich ist die Anpassung an neue Technologien eine Reise, eine ständige Weiterentwicklung. Für den Krankenpflegehelfer bedeutet dies eine Chance, beruflich zu wachsen, seinen Handlungsspielraum zu erweitern und die Qualität der Patientenversorgung zu verbessern. Bei diesem Abenteuer wird das Gleichgewicht zwischen technischer Kompetenz und menschlichem Einfühlungsvermögen der Schlüssel sein.

Den wachsenden Bedürfnissen gerecht werden in Bezug auf spezialisierte Pflege

Die Deckung des steigenden Bedarfs an spezialisierter Pflege ist eine große Herausforderung für die Medizin und insbesondere für Intensivpfleger. Dieser Bedarf wird durch die demografische Entwicklung, den medizinischen Fortschritt, der mehr Leben rettet, und das Auftreten neuer Krankheiten oder Komplikationen noch verstärkt. Hier ist eine Erkundung des Themas.

Da die Weltbevölkerung altert, steigt die Zahl der Menschen, die eine spezialisierte Pflege benötigen, proportional an. Chronische Krankheiten, postoperative Komplikationen oder schwere Traumata führen diese Patienten häufig auf die Intensivstation.

1. Vervielfältigung der Fähigkeiten :
Pflegehelfer/innen sehen sich daher mit einer immer größeren Vielfalt an Fällen konfrontiert. Es geht nicht mehr nur darum, die grundlegenden Verfahren zu verstehen, sondern sie müssen sich ein umfassendes Wissen über spezifische Krankheiten, ihre Symptome und die besten Ansätze zu ihrer Behandlung aneignen.

2. Verstärkte Spezialisierung :
So wie sich Ärzte auf bestimmte Krankheiten oder Verfahren spezialisieren können, können Pflegehelfer/innen eine Spezialisierung in Bereichen wie Herz- oder neurologische Pflege oder pädiatrische Intensivpflege in Erwägung ziehen.

3. Weiterbildung :
Um diesem steigenden Bedarf gerecht zu werden, ist eine kontinuierliche Fortbildung von entscheidender Bedeutung. Pflegekräfte müssen regelmäßig über die neuesten Techniken, Forschungen und Protokolle im Bereich der Wiederbelebung auf dem Laufenden gehalten werden. Dies ist entscheidend, um sicherzustellen, dass die Patienten die bestmögliche Versorgung erhalten.

4. Interdisziplinäre Zusammenarbeit :
Da die Medizin immer spezialisierter wird, wird die Notwendigkeit der Zusammenarbeit zwischen verschiedenen Spezialisten immer wichtiger. Pflegehilfskräfte spielen in diesem Team eine Schlüsselrolle und fungieren oft als Brücke zwischen Spezialisten, Krankenschwestern, Therapeuten und dem Patienten.

5. Technologie und Spezialpflege :
Der technologische Fortschritt hat zu immer spezialisierteren Geräten und Verfahren geführt. Daher müssen Pflegekräfte diese Technologien nicht nur verstehen, sondern auch wissen, wann und wie sie sie angemessen einsetzen.

6. Ausgewogenheit zwischen spezialisierter und menschlicher Pflege :
Während Fachkenntnisse und Spezialisierung von entscheidender Bedeutung sind, ist es für Pflegehilfskräfte ebenso entscheidend, einen patientenzentrierten Ansatz beizubehalten. Spezialisierte Pflege darf die Bedeutung von menschlichem Kontakt, Einfühlungsvermögen und Verständnis nicht überschatten.

Angesichts dieser steigenden Nachfrage nach spezialisierter Pflege haben Intensivpflegehelfer die Möglichkeit, sich von der Masse abzuheben, ihre Fähigkeiten zu erweitern und eine entscheidende Rolle bei der Verbesserung der Ergebnisse für die Patienten zu spielen. Dies erfordert jedoch eine kontinuierliche Weiterbildung, Anpassungsfähigkeit an Veränderungen und vor allem eine Leidenschaft für das Wohlbefinden und die Gesundheit der Patienten.

Kapitel 11

ETHIK
UND
BERUFSETHOS

Ethische Grundsätze in der Intensivstation

Ethische Grundsätze auf der Intensivstation nehmen einen zentralen Platz bei der Behandlung von Patienten ein. Da die Intensivstation oft am Scheideweg lebenswichtiger Entscheidungen steht, ist sie Schauplatz komplexer ethischer Fragestellungen. Pflegerinnen und Pfleger sowie das gesamte medizinische Team sind mit Dilemmas konfrontiert, die Nachdenken, Sensibilität und ein solides Verständnis der grundlegenden ethischen Prinzipien erfordern.

1. Achtung der menschlichen Person und ihrer Würde :
Jeder Patient ist eine einzigartige Person und sollte mit Respekt, Würde und Mitgefühl behandelt werden. Dieser Grundsatz bedeutet auch, dass die Autonomie des Patienten, seine Entscheidungen und seine Rechte respektiert werden. Auf der Intensivstation kann dies durch die Beachtung der Patientenverfügung oder der Wünsche, die der Patient vor seiner Aufnahme geäußert hat, zum Ausdruck kommen.

2. Wohltätigkeit :
Die Verpflichtung zur Wohltätigkeit veranlasst uns, im besten Interesse des Patienten zu handeln. Bei der Intensivstation könnte dies bedeuten, eine Maßnahme zu wählen, die die Chancen auf eine Genesung maximiert und gleichzeitig das Leiden minimiert.

3. Nicht-Schaden :
Hierbei handelt es sich um die Pflicht, keinen Schaden zu verursachen. Manchmal können Angehörige der Gesundheitsberufe in dem Bemühen, ein Leben zu retten, mit Situationen konfrontiert werden, in denen eine Behandlung mehr Schaden als Nutzen verursachen könnte.

In solchen Fällen ist es von entscheidender Bedeutung, den Nutzen gegen die Risiken abzuwägen.

4. Gerechtigkeit :
Dieses Prinzip erinnert daran, wie wichtig es ist, alle Patienten gleich zu behandeln und ihnen das zu geben, was sie brauchen. Auf der Intensivstation könnte dies bedeuten, dass knappe Ressourcen wie Betten auf der Intensivstation oder Beatmungsgeräte gerecht zugeteilt werden.

5. Vertraulichkeit :
Die Vertraulichkeit der medizinischen Informationen eines Patienten ist sakrosankt. Pflegehilfskräfte müssen sicherstellen, dass sensible Informationen nicht unangemessen weitergegeben werden.

6. Gemeinsame Entscheidungsfindung :
Wenn der Patient seine Wünsche nicht äußern kann, kann die Familie oder der Vormund in den Entscheidungsprozess einbezogen werden. Es ist wichtig, klar zu kommunizieren, sich ihre Bedenken anzuhören und sie beim Verständnis der Behandlungsmöglichkeiten anzuleiten.

7. Erkennen der Grenzen der Medizin :
Es ist entscheidend zu erkennen, wann medizinische Maßnahmen keinen Nutzen mehr bringen und das Leiden möglicherweise unnötig verlängern. In solchen Momenten kann die Entscheidung, eine Behandlung zu begrenzen oder zu beenden, in Betracht gezogen werden, immer in Absprache mit der Familie und unter Beachtung der Wünsche des Patienten.

8. Ethische Weiterbildung :
Angesichts ethischer Dilemmasituationen ist eine regelmäßige Fortbildung von entscheidender Bedeutung, damit Pflegehelfer/innen über die sich ständig ändernden

ethischen Fragen nachdenken, diskutieren und auf dem neuesten Stand bleiben können.

Die ethischen Grundsätze in der Intensivpflege leiten die Pflegekräfte durch die einzigartigen Herausforderungen, die dieses intensive Umfeld mit sich bringt. Sie bieten einen Rahmen für wohlüberlegte Entscheidungen, die den Patienten als Individuum respektieren und das bestmögliche Ergebnis unter oftmals schwierigen Umständen fördern.

Informierte Zustimmung und Autonomie des Patienten

Eines der Grundprinzipien der modernen medizinischen Praxis ist die Achtung des Individuums. Im Zentrum dieses Konzepts stehen die Konzepte der informierten Zustimmung und der Patientenautonomie. Diese Ideale stellen sicher, dass jeder Einzelne ein Mitspracherecht bei Entscheidungen über seine eigene Gesundheit hat und gleichzeitig über die Herausforderungen und Konsequenzen gut informiert ist.

Autonomie des Patienten :
Autonomie ist die Fähigkeit, Entscheidungen über das eigene Leben zu treffen. Im medizinischen Kontext bedeutet dies, dass der Patient das Recht hat, zu entscheiden, welche Behandlung - sofern es eine gibt - er erhalten möchte. Die Bedeutung der Autonomie ergibt sich aus dem Eigenwert jedes Individuums und dem Respekt, der ihm als Mensch gebührt.

Die Ausübung dieser Autonomie hängt jedoch von zwei Schlüsselelementen ab: Kompetenz (die Fähigkeit, Informationen zu verstehen und Entscheidungen zu treffen) und Information.

Die informierte Zustimmung :
Die Einwilligung nach Aufklärung ist eine wesentliche Praxis, die sicherstellt, dass der Patient vollständig informiert ist, bevor er einer medizinischen Behandlung oder einem medizinischen Eingriff zustimmt. Sie besteht aus drei Hauptelementen:

- **Information**: Der Angehörige der Gesundheitsberufe muss dem Patienten alle relevanten Informationen über die vorgeschlagene Behandlung zur Verfügung stellen. Dazu gehören die Vorteile, Risiken, möglichen Alternativen und die Folgen, wenn die Behandlung nicht durchgeführt wird.
- **Verständnis**: Es reicht nicht aus, einfach nur Informationen bereitzustellen. Es muss sichergestellt werden, dass der Patient die Auswirkungen seiner Entscheidung vollständig versteht.
- **Wille**: Die Entscheidung des Patienten, ob er die Behandlung durchführen möchte oder nicht, muss ohne Zwang oder äußeren Einfluss getroffen werden. Sie muss auf persönlichen Überlegungen und einer Bewertung der bereitgestellten Informationen beruhen.

Auf Intensivstationen, wo Patienten aufgrund ihres Zustands oft nicht in der Lage sind zu kommunizieren, kann die Einwilligung nach Aufklärung einzigartige Herausforderungen mit sich bringen. Eine Patientenverfügung, in der der Patient seine Wünsche für die Versorgung im Falle einer Behinderung dokumentiert hat, kann helfen. In Situationen, in denen keine Patientenverfügung vorliegt, arbeiten die Angehörigen der Gesundheitsberufe oft eng mit der Familie oder den gesetzlichen Vertretern des Patienten zusammen, um den besten Weg zu finden, wobei sie stets das Wohl des Patienten im Auge behalten.

Die Einwilligung nach Aufklärung und die Patientenautonomie sind mehr als bloße Formalitäten oder Schritte, die in einem Prozess abgehakt werden müssen. Sie sind ein tiefes Zeichen des Respekts für jeden Patienten und eine Anerkennung seines Rechts, bei allen Entscheidungen, die seinen eigenen Körper und sein eigenes Leben betreffen, im Mittelpunkt zu stehen. Indem sie dafür sorgen, dass diese Grundsätze auch in der stürmischen Umgebung der Intensivstation stets beachtet werden, ehren die Angehörigen der Gesundheitsberufe das Herzstück der medizinischen Praxis.

Begrenzung und Abbruch der Therapie

Im Herzen der Intensivstation kommt es häufig zu komplexen Entscheidungen über die Begrenzung oder den Abbruch von Therapien. Diese Entscheidungen haben schwerwiegende ethische und medizinische Auswirkungen und erfordern ein empfindliches Gleichgewicht zwischen der Achtung der Menschenwürde, der Sorge um das Wohlergehen des Patienten und der objektiven Beurteilung der medizinischen Realitäten.

Die moderne Medizin mit ihren beeindruckenden technologischen Fortschritten hat die Macht, das Leben selbst in Situationen zu erhalten, in denen die Prognose unsicher erscheint. Ist eine Lebensverlängerung jedoch immer gleichbedeutend mit einer Verlängerung des Wohlbefindens oder der Lebensqualität? Und wann wird die Lebenserhaltung zu einer Verlängerung des Leidens?

Das Ziel der Behandlung abfragen :
Bevor eine Entscheidung über die Einschränkung oder Beendigung einer Therapie getroffen wird, muss unbedingt das Ziel der Behandlung hinterfragt werden. Soll sie heilen,

den Zustand des Patienten stabilisieren oder einfach nur das Leben verlängern, ohne dass eine echte Aussicht auf eine Verbesserung der Lebensqualität besteht? Die Antwort auf diese Frage kann die Entscheidung erheblich beeinflussen.

Ein multidisziplinärer Ansatz :
Eine solche Entscheidung sollte niemals auf den Schultern einer einzelnen Person lasten. Sie muss das Ergebnis einer multidisziplinären Beratung sein, an der Ärzte, Krankenpfleger, Pfleger, Psychologen, Sozialarbeiter und natürlich die Familie des Patienten beteiligt sind. Jeder Beteiligte bringt eine einzigartige Perspektive ein, die für eine ausgewogene Entscheidung unerlässlich ist.

Die Stellung der Familie und der Patientenverfügung :
Die Familie spielt bei diesen Entscheidungen eine entscheidende Rolle. Ihre Gefühle, Hoffnungen und Ängste müssen berücksichtigt werden. Wenn der Patient eine Patientenverfügung verfasst hat, in der er seine Wünsche bezüglich der Versorgung im Falle einer Behinderung zum Ausdruck bringt, muss diese außerdem befolgt werden.

Der Übergang zur Hospiz- und Palliativversorgung :
Wenn eine Entscheidung zur Einschränkung oder Beendigung der Therapie getroffen wird, muss diese von einem Plan zur Sicherstellung einer angemessenen Palliativversorgung begleitet werden. Dabei geht es nicht einfach darum, eine Behandlung zu beenden, sondern sicherzustellen, dass der Patient eine Versorgung erhält, die sich auf Komfort, Schmerz und emotionale Unterstützung konzentriert.

Die Begrenzung und der Abbruch von Therapien auf Intensivstationen gehören zweifellos zu den herzzerreißendsten Herausforderungen, denen sich Angehörige der Gesundheitsberufe gegenübersehen. Wenn sie sich jedoch auf starke ethische Grundsätze, einen kollaborativen Ansatz und eine offene Kommunikation stützen, können sie mit Integrität und Mitgefühl durch diese unruhigen Gewässer navigieren - immer im besten Interesse des Patienten.

Heikle Situationen

Die Intensivstation ist ein Ort dringender medizinischer Entscheidungen, klinischer Wunder, aber auch herzzerreißender Momente. Für den Pfleger ist es üblich, sich mit heiklen Situationen konfrontiert zu sehen, in denen medizinische, emotionale und ethische Fragen miteinander verflochten sind.

Wenn ein Pflegehelfer ein Zimmer auf einer Intensivstation betritt, weiß er nie ganz genau, was ihn erwartet. Es kann sich um einen Patienten handeln, der aufwacht und verwirrt ist, um eine verängstigte Familie, die nach Antworten sucht, oder um ein Ärzteteam, das gerade eine ethische Debatte über den besten Pflegeplan führt.

Angesichts der medizinischen Ungewissheit :
Es kommt vor, dass die Diagnose eines Patienten unklar ist oder dass seine Genesungschancen unklar bleiben. In solchen Momenten muss der Pfleger eine beruhigende Pflege anbieten und dabei neutral bleiben. Sie muss auch darauf vorbereitet sein, die oftmals wiederholten Fragen der Angehörigen zu beantworten und gleichzeitig für detaillierte Informationen an das medizinische Team zu verweisen.

Ethische Dilemmas :
Manche Situationen werfen tief greifende Fragen über den Wert des Lebens, das Recht des Patienten auf Würde und die Rolle der medizinischen Intervention auf. Entscheidungen über die Fortsetzung, Begrenzung oder

Beendigung der Pflege können das Team, die Familien und sogar den Patienten selbst entzweien. In solchen Momenten muss der Pflegende die Richtlinien und Entscheidungen des Teams respektieren und gleichzeitig den Beteiligten einfühlsame Unterstützung bieten.

Konflikte mit der Familie :
Zwischen dem Pflegeteam und den Angehörigen des Patienten können Spannungen entstehen, insbesondere wenn die Erwartungen nicht übereinstimmen oder wenn es Missverständnisse bezüglich des Pflegeplans gibt. Die Pflegekraft muss zuhören und gleichzeitig wissen, wann es angemessen ist, einen Mediator oder einen Vorgesetzten zu rufen.

Situationen am Lebensende :
Die Sterbebegleitung ist eine der heikelsten Situationen auf der Intensivstation. Dem Tod ins Auge zu sehen, einer trauernden Familie Unterstützung zu bieten und gleichzeitig sicherzustellen, dass der Patient in Würde und Komfort stirbt, erfordert eine Kombination aus technischen und menschlichen Fähigkeiten.

Kontinuierliche Unterstützung :
Abgesehen von den klinischen Fähigkeiten hängt die Fähigkeit der Pflegekraft, sich in diesen heiklen Situationen zurechtzufinden, von ihrem eigenen emotionalen Wohlbefinden ab. Kontinuierliche Unterstützung, Schulung und Supervision sowie Räume zum Abschalten und Austauschen sind entscheidend, um auch in den schwierigsten Momenten eine qualitativ hochwertige Patientenversorgung zu gewährleisten.

Häufige ethische Dilemmata

In der klinisch komplexen Welt der Intensivstation wird der Pfleger regelmäßig mit ethischen Dilemmas konfrontiert. Diese oft unvorhergesehenen Situationen erschüttern Gewissheiten und werfen tiefe Fragen nach dem Wesen der Medizin und der Menschenwürde auf.

Stellen Sie sich vor, Sie betreten ein Zimmer und stehen vor einem Patienten, der zwar sediert ist, aber offensichtlich in Not zu sein scheint. Oder denken Sie an die Momente, in denen eine Familie, die Angst hat, einen geliebten Menschen zu verlieren, mit dem Ärzteteam über den besten Weg streitet. Diese Szenen sind auf der Intensivstation zwar alltäglich, erfordern aber nicht nur technische Fähigkeiten, sondern auch ethisches Feingefühl.

Eines der häufigsten Dilemmas ist die Verlängerung des Lebens angesichts einer eingeschränkten Lebensqualität. Wie weit geht man, um einen Patienten am Leben zu erhalten? Ist dies in seinem Interesse, oder reagiert man eher auf den Willen der Familie oder auf einen medizinischen Impuls? Die Grenze zwischen "kann" und "muss" in medizinischen Fragen kann manchmal verschwommen sein.

Es gibt auch Situationen, in denen die Wünsche des Patienten nicht eindeutig bekannt sind. Ohne eine Patientenverfügung oder einen gesetzlichen Vormund können Entscheidungen zu einer Quelle von Spannungen zwischen dem medizinischen Team und den Angehörigen werden. Wer hat wirklich das letzte Wort, wenn es darum geht, über das Schicksal eines Patienten zu entscheiden?

Der Pfleger steht zwar nicht an vorderster Front, um diese Entscheidungen zu treffen, ist aber dennoch tief von deren

Auswirkungen betroffen. Er ist es, der täglich das Leid, die Hoffnung und die Verzweiflung sieht, und es ist oftmals der, dem sich die Familien anvertrauen und der ein offenes Ohr oder ein tröstendes Wort sucht.

Die Navigation durch diese ethischen Dilemmas erfordert Mut, Einfühlungsvermögen und die ständige Unterstützung von Kollegen und Management. Doch gerade in diesen Momenten der Unsicherheit wird die entscheidende Bedeutung der Rolle des Pflegers auf der Intensivstation deutlich und erinnert daran, dass hinter jeder Entscheidung, jeder medizinischen Maßnahme ein Menschenleben und eine Geschichte steht, die es zu respektieren gilt.

Konfrontation mit den Überzeugungen und Werten der Patienten/Familien

Die Welt der Intensivstation ist ein Schmelztiegel der Emotionen, in dem sich Hoffnung, Verzweiflung, Erwartung und Resignation mischen. Im Zentrum dieses emotionalen Sturms steht der Pfleger, der oft der erste Kontakt für Familien und Patienten ist. Die Komplexität der Intensivstation liegt jedoch nicht nur in der Schwere der medizinischen Fälle, sondern auch in der Vielfalt der Überzeugungen, Werte und Kulturen der Patienten und ihrer Familien. Und diese Überzeugungen können manchmal mit medizinischen Protokollen, klinischen Entscheidungen und sogar den persönlichen Überzeugungen des Pflegers in Konflikt geraten.

Stellen wir uns die Szene vor: Eine Familie verweigert aufgrund ihrer religiösen Überzeugungen eine Bluttransfusion für ihren Angehörigen, einen potenziell lebensrettenden Eingriff. Oder ein Patient, der trotz der Schwere seines Zustands jede medizinische Behandlung ablehnt, weil er davon überzeugt ist, dass nur das Gebet ihn retten kann. Wie sollte der Pfleger auf solche Entscheidungen reagieren, die aus seiner klinischen Sicht dem Interesse des Patienten zuwiderzulaufen scheinen?

Der erste Schritt besteht darin, diese Überzeugungen anzuerkennen und zu respektieren, auch wenn sie sich von den eigenen unterscheiden. Die Medizin ist eine Wissenschaft, aber auch eine Kunst, und sie muss an die Einzigartigkeit jedes Einzelnen, an seine Geschichte und seine Werte angepasst werden. Dieser Respekt bedeutet jedoch nicht, dass alle Entscheidungen passiv hingenommen werden. Die Pflegekraft muss auch eine Vermittlerrolle einnehmen und den Dialog zwischen Familie, Patient und medizinischem Team erleichtern. Das Ziel ist nicht, zu überzeugen, sondern zu verstehen, zu informieren und eine gemeinsame Basis zu finden.

Doch manchmal bleibt der Konsens trotz aller Bemühungen unerreichbar. In solchen Momenten muss sich der Pfleger daran erinnern, dass seine Rolle nicht darin besteht, zu urteilen, sondern zu begleiten. Den Patienten bei seinen Entscheidungen zu begleiten, so schwierig diese auch sein mögen, und die Familie in ihrem Schmerz, ihrem Unverständnis und ihrer Hoffnung zu begleiten.

Diese Konfrontation mit den Überzeugungen und Werten der Patienten und ihrer Familien ist einer der heikelsten Aspekte des Pflegeberufs. Sie erfordert eine große Offenheit, die Fähigkeit zuzuhören und eine innere Stärke, um sich nicht von den eigenen Emotionen überwältigen zu lassen. Sie ist aber auch eine der bereicherndsten Facetten dieses Berufs, die ein Fenster zur Vielfalt der menschlichen Erfahrung bietet und Tag für Tag daran erinnert, dass die Medizin in erster Linie eine Herzensangelegenheit ist.

Kapitel 12

BERUFLICHE ENTWICKLUNG UND WEITERBILDUNG

Möglichkeiten der Spezialisierung

Die Intensivmedizin befindet sich, wie auch andere Bereiche des Gesundheitswesens, in einem ständigen Wandel und verschiebt ständig die Grenzen des Machbaren. In diesem dynamischen Umfeld wird auch der Beruf des Pflegehelfers immer vielfältiger und bietet eine Fülle von Optionen für diejenigen, die sich spezialisieren und ihrer Karriere einen Mehrwert verleihen möchten.

- **Herzwiederbelebung**: Im Mittelpunkt dieser Spezialisierung steht das Herz selbst. Der auf diesen Bereich spezialisierte Krankenpflegehelfer arbeitet eng mit Kardiologen und Herzchirurgen zusammen und konzentriert sich auf Patienten, die eine Herzoperation, einen Herzinfarkt oder andere schwere Herzerkrankungen erlitten haben.
- **Neurologische Intensivstation**: Hier liegt der Schwerpunkt auf Patienten mit Störungen des Nervensystems, seien es Hirnverletzungen, Schlaganfälle oder neurodegenerative Erkrankungen.
- **Pädiatrische Intensivstation**: Die Betreuung der jüngsten Patienten auf der Intensivstation ist eine Herausforderung für sich. Die Anatomie, Physiologie und emotionalen Bedürfnisse von Kindern unterscheiden sich stark von denen Erwachsener und erfordern eine spezielle Ausbildung und Herangehensweise.
- Neugeborenen-Intensivstation: Noch stärker spezialisiert, widmet sich dieser Zweig der Pflege von Neugeborenen, die eine intensive Betreuung benötigen, oft aufgrund von Frühgeburten oder Komplikationen bei der Geburt.
- **Respiratorische Intensivstation**: Mit einem Schwerpunkt auf der Lunge und der Beatmung kümmert sich diese Fachrichtung um Patienten mit akuten oder chronischen Atemproblemen, sei es

COPD, schweres Asthma oder andere Lungenerkrankungen.

- **Intensivstation von Schwerbrandverletzten**: Diese Spezialisierung konzentriert sich auf Patienten mit schweren Verbrennungen, die eine Intensivpflege benötigen, um Schmerzen zu behandeln, Infektionen zu verhindern und die Heilung zu fördern.
- **Trauma-Intensivstation**: Hier spezialisiert sich der Krankenpflegehelfer auf die Behandlung von Patienten, die schwere Traumata erlitten haben, sei es nach Autounfällen, Stürzen oder anderen gewaltsamen Ereignissen.
- **Schulung in Kommunikation und psychologischer Unterstützung**: Neben der körperlichen Pflege ist die emotionale und psychologische Dimension bei der Wiederbelebung von entscheidender Bedeutung. Eine spezielle Ausbildung in Kommunikation, aktivem Zuhören oder psychologischer Unterstützung kann äußerst vorteilhaft sein.
- **Technologie und Innovation in der Intensivstation**: Für diejenigen, die sich für den technologischen Fortschritt begeistern, kann es ein spannender Weg sein, sich auf die Beherrschung der neuesten Geräte und Innovationen in der Intensivstation zu spezialisieren.

Es ist anzumerken, dass eine Spezialisierung möglicherweise eine zusätzliche Ausbildung erfordert, die häufig von den Gesundheitseinrichtungen selbst oder von Berufsverbänden angeboten wird. Eine Spezialisierung bietet nicht nur die Möglichkeit, spezielle Fähigkeiten zu erwerben, sondern auch einen bedeutenden Beitrag in einem bestimmten Bereich zu leisten und gleichzeitig die eigene Karriere zu bereichern und neue berufliche Entwicklungsmöglichkeiten zu eröffnen.

Ausbildung in pädiatrischer und kardiologischer Intensivstation usw.

In der Welt der Medizin ermöglicht eine Spezialisierung den Zugang zu speziellen Kenntnissen und Fähigkeiten, die für die Behandlung bestimmter Fälle erforderlich sind. Die Arbeit auf einer Intensivstation bildet hier keine Ausnahme. Die Fachausbildung für Intensivpflege bietet Krankenpflegehelfern die Möglichkeit, ihre Fähigkeiten in bestimmten Bereichen zu vertiefen und so den besonderen Bedürfnissen der von ihnen betreuten Patienten gerecht zu werden. Jede Spezialisierung in der Intensivpflege ist ein Abenteuer für sich, das Herausforderungen, Lernerfolge und Belohnungen mit sich bringt.

- Pädiatrische Intensivstation :
    - *Inhalt*: konzentriert sich auf das Kind von der Geburt bis zur Adoleszenz und behandelt die Anatomie, Physiologie und die spezifischen Pathologien dieser Altersgruppe.
    - *Besondere Fähigkeiten*: Überwachung und Intervention bei Atemnot, Umgang mit schweren Infektionen, Umgang mit Traumata bei Kindern usw.
    - *Besondere Herausforderungen*: Umgang mit Schmerzen, Kommunikation mit einem Kind, Zusammenarbeit mit Eltern und Familien.
- Wiederbelebung des Herzens :
    - *Inhalt*: konzentriert sich auf das Herz und Herzkrankheiten.
    - *Besondere Fachkenntnisse*: Überwachung des Herzrhythmus, Behandlung bei Herzinfarkt oder Herzstillstand, Zusammenarbeit mit Kardiologen und Herzchirurgen.
    - *Besondere Herausforderungen*: schnelles Eingreifen, Beherrschung der Techniken der Herz-Lungen-Wiederbelebung.

- Neurologische Intensivstation :
  - *Inhalt*: konzentriert sich auf das Nervensystem, einschließlich Gehirn, Rückenmark und periphere Nerven.
  - *Besondere Kompetenzen*: Behandlung von Schlaganfällen, Kopfverletzungen, neurologische Überwachung.
  - *Besondere Herausforderungen*: Kommunikation mit potenziell nicht-reaktiven Patienten, Zusammenarbeit mit Neurologen.
- Wiederbelebung von Brandopfern :
  - *Inhalt*: konzentriert sich auf die Behandlung von Patienten, die schwere Verbrennungen erlitten haben.
  - *Spezifische Kompetenzen*: Wundversorgung, Infektionsprävention, Schmerzmanagement.
  - *Besondere Herausforderungen*: Langzeitpflege, Zusammenarbeit mit plastischen Chirurgen.

Jede Fachausbildung erfordert eine Investition an Zeit, Energie und manchmal auch an finanziellen Ressourcen. Diese Investitionen führen jedoch häufig zu einer besseren Pflegequalität für die Patienten, einer höheren Berufszufriedenheit der Pflegekraft und besseren Karrierechancen.

Die Wahl einer Spezialisierung sollte gut überlegt sein und sowohl persönliche Neigungen als auch berufliche Möglichkeiten und die Bedürfnisse des Gesundheitswesens berücksichtigen. Letztendlich bietet jede Spezialisierung die Möglichkeit, das eigene Wissen zu vertiefen, die eigenen Fähigkeiten zu verfeinern und im Leben der Patienten einen echten Unterschied zu machen.

Rolle der spezialisierten Pflegekraft

Die Rolle eines auf Intensivpflege spezialisierten Pflegehelfers ist einzigartig komplex. Sie geht über die grundlegenden Funktionen des Berufs hinaus und erfordert umfassende Fähigkeiten und Kenntnisse in einem speziellen Bereich der kritischen Pflege. Dieses Fachwissen führt häufig zu einer besseren Pflegequalität und einer angemesseneren Betreuung der Patienten. Die Rolle der spezialisierten Pflegekraft konzentriert sich zwar weiterhin auf das Wohlbefinden des Patienten, hat aber mehrere Schwer.punkte

- Vertiefte technische Meisterschaft :
    - Die Fachkrankenschwester/der Fachkrankenpfleger verfügt über eine umfassende Kompetenz in den Techniken und Verfahren, die mit ihrer/seiner Spezialisierung zusammenhängen. Dazu kann die Behandlung spezifischer Verletzungen, die Bedienung von Spezialmaschinen oder die Überwachung bestimmter Symptome gehören.
- Zusammenarbeit mit einem multidisziplinären Team :
    - In einer spezialisierten Abteilung arbeitet die Pflegekraft eng mit Ärzten, Krankenpflegern, Therapeuten und anderen Fachkräften mit besonderen Fachkenntnissen zusammen. Diese Zusammenarbeit ist für eine ganzheitliche Betreuung des Patienten von entscheidender Bedeutung.
- Bildung und Weiterbildung :
    - Die ständige Weiterentwicklung der medizinischen Techniken und Geräte erfordert eine regelmäßige Aktualisierung der Kenntnisse. Spezialisierte Krankenpflegehelfer/innen müssen häufig an Fortbildungen teilnehmen, um in ihrem Fachgebiet auf dem neuesten Stand zu bleiben.
- Fachkommunikation :
    - Ob mit Patienten, Familien oder dem medizinischen Team: Spezialisierte

Krankenpflegehelfer/innen verwenden eine Sprache und Begriffe, die für ihr Fachgebiet typisch sind und Klarheit und Präzision in der Kommunikation erfordern.

- Angemessene emotionale Unterstützung :
  - Patienten auf Spezialstationen sind häufig mit komplexen medizinischen Situationen oder schwerwiegenden Diagnosen konfrontiert. Die Pflegekraft spielt eine entscheidende Rolle, indem sie in diesen Situationen angemessene emotionale Unterstützung leistet und die besonderen Herausforderungen ihres Fachgebiets versteht.
- Ethische Verpflichtung :
  - Der spezialisierte Krankenpflegehelfer ist häufig mit komplexen ethischen Dilemmas konfrontiert, die mit seinem Fachgebiet zusammenhängen. Er muss in der Lage sein, in diesen Situationen mit Integrität zu navigieren und dabei die etablierten Protokolle und ethischen Richtlinien zu berücksichtigen.

Die Rolle des auf Intensivpflege spezialisierten Pflegehelfers ist daher vielschichtig. Es geht nicht nur darum, eine qualitativ hochwertige Pflege zu leisten, sondern auch darum, sich an das sich ständig verändernde Umfeld der Fachmedizin anzupassen. Diese einzigartige Position an der Schnittstelle zwischen Pflege, Technologie und Ethik macht die Fachkrankenschwester/den Fachkrankenpfleger zu einer wichtigen Säule des Intensivstationsteams.

Der Wert von Weiterbildung

Weiterbildung ist mehr als nur eine Auffrischung des Wissens, sie ist der Pulsschlag, der die Professionalität in der medizinischen Welt am Leben erhält, vor allem in so lebenswichtigen Bereichen wie der Intensivstation. Das unaufhörliche Streben nach Lernen und Verbesserung prägt nicht nur das individuelle Fachwissen, sondern definiert auch die gesamte Landschaft des Gesundheitswesens neu.

Stellen Sie sich ein Musikinstrument vor. Selbst die exquisiteste Geige verliert, wenn sie nicht regelmäßig gestimmt wird, ihre Stimmigkeit. In ähnlicher Weise muss ein Pflegehelfer trotz einer soliden Grundausbildung durch ständige Weiterbildung seine Stimme stimmen, um in seiner Praxis harmonisch zu bleiben. Dies hat mehrere wesentliche Gründe.
Erstens ist die Medizin eine evolutionäre Wissenschaft. Medizinische Entdeckungen tauchen jeden Tag auf, und Protokolle, die gestern noch Standard waren, können heute schon überholt sein. Durch ständige Weiterbildung wird sichergestellt, dass der Pflegehelfer nicht zurückbleibt, sondern mit diesen Veränderungen Schritt hält und so den Patienten die bestmögliche Versorgung bietet.

Zweitens: Angesichts der Vielfalt der Patienten und der Vielzahl der Fälle ist jede Erfahrung eine Lektion. Die Fortbildung ermöglicht es, aus diesen Lektionen Kapital zu schlagen, und bietet Raum für Reflexion, Analyse und Anpassung. Es ist eine Gelegenheit, die tägliche Erfahrung in strukturiertes Wissen umzuwandeln.

Darüber hinaus beschränkt sich die Weiterbildung nicht nur auf die Aktualisierung der technischen Fähigkeiten. Sie befasst sich auch mit den psychologischen und emotionalen Aspekten des Berufs. Wie geht man mit Stress oder Müdigkeit um? Wie kommuniziert man effektiv mit Patienten in Not oder mit ängstlichen Familien? Auch diese Fragen werden in der Weiterbildung beantwortet.

Schließlich pflegt die Fortbildung über die individuelle Kompetenz hinaus einen Geist der Kameradschaft und Zusammenarbeit. Sie schafft einen Raum, in dem Pflegehilfskräfte sich austauschen, voneinander lernen und sich gegenseitig unterstützen können. Es ist diese Synergie, die die Effektivität eines Teams stärkt und die Summe seiner Mitglieder größer macht als ihre individuellen Beiträge.

Somit geht der Wert der Weiterbildung weit über den bloßen Akt des Lernens hinaus. Sie ist eine Bestätigung der Hingabe des Helfers an seinen Beruf, ein Versprechen an seine Patienten, Pflege von höchster Qualität zu leisten, und eine Verpflichtung gegenüber sich selbst, nie aufzuhören, beruflich zu wachsen. Im hektischen Rhythmus der Wiederbelebung ist Fortbildung die Melodie, die führt, inspiriert und erzieht.

Auffrischung der Kompetenzen

In der dynamischen und sich ständig verändernden Welt der Medizin ist es nicht nur empfehlenswert, sondern lebensnotwendig, seine Fähigkeiten auf dem neuesten Stand zu halten. Für den Intensivpfleger ändert sich das medizinische, technologische und ethische Panorama schnell, und es ist entscheidend, informiert und geschult zu bleiben, um eine qualitativ hochwertige Pflege zu bieten.

Die Aktualisierung von Fertigkeiten ist mit der Navigation vergleichbar: Seekarten müssen regelmäßig aktualisiert werden, um Änderungen der Wasserwege widerzuspiegeln. Ohne diese Aktualisierungen kann ein Seemann in Gefahr geraten oder, schlimmer noch, andere in Gefahr bringen. Für den Pfleger bedeutet diese Gefahr, dass er den Patienten weniger effizient oder sogar falsch behandelt.

Warum ist es dann so entscheidend, seine Fähigkeiten regelmäßig zu aktualisieren?

1. Die Wissenschaft entwickelt sich weiter: Die medizinischen Protokolle von gestern können sich von denen von heute unterscheiden. Neue Studien und Forschungen verändern ständig unser Verständnis von Krankheiten, Behandlungen und bewährten Verfahren. Auf dem neuesten Stand zu sein bedeutet, sicherzustellen, dass die Patienten von den aktuellsten Kenntnissen und Fähigkeiten profitieren.

2. Das Aufkommen neuer Technologien : Von der Entwicklung neuer Überwachungsgeräte bis zum Aufschwung der Telemedizin: Die Aktualisierung der Kompetenzen ermöglicht es der Pflegekraft, sich mit diesen Hilfsmitteln vertraut zu machen und sie zu beherrschen.

3. Emotionale und psychologische Herausforderungen: Kommunikationstechniken, Stressbewältigung und Selbstfürsorge sind Bereiche, die ebenfalls von neuen Ansätzen und Strategien profitieren. Zu lernen, wie man sie integriert, verbessert nicht nur die Qualität der geleisteten Pflege, sondern auch das Wohlbefinden der Pflegekraft.

4. Vorschriften und Gesetze: Auch das rechtliche Umfeld des Gesundheitswesens kann sich ändern. Mit den neuesten Vorschriften auf dem Laufenden zu sein, schützt den Pfleger, den Patienten und die Einrichtung.

5. Teamdynamik: Die Arbeit auf der Intensivstation ist in hohem Maße kollaborativ. Indem sie ihre Fähigkeiten aktualisieren, stärken die Helfer auch ihre Fähigkeit, synergetisch mit ihren Kollegen zusammenzuarbeiten, seien es Ärzte, Krankenschwestern oder andere Angehörige der Gesundheitsberufe.

Die Aktualisierung der Kompetenzen ist eine kontinuierliche Verpflichtung, eine Reise, die nie wirklich zu Ende geht.

Aber es ist eine lohnende Reise, denn jeder Schritt stärkt die Fähigkeit der Pflegekraft, im Leben der Patienten einen echten Unterschied zu machen. Und ist das nicht letztlich der Kern der Berufung zum Arzt?

Karrieremöglichkeiten

Die Welt der Intensivstation ist zwar anspruchsvoll, öffnet dem Pflegehelfer jedoch eine Vielzahl von Türen. Jeder Tag auf der Intensivstation ist eine Lektion, eine Chance für persönliches und berufliches Wachstum. Doch über die täglichen Fähigkeiten hinaus kann der erworbene Kompetenzbereich zu verschiedenen Karrieremöglichkeiten führen.

1. Spezialisierungen: Krankenpflegehelfer/innen können sich für verschiedene Spezialisierungen in der Intensivstation entscheiden, z. B. kardiologische, neurologische, pädiatrische oder neonatale Intensivstation. Jede Spezialisierung bietet einzigartige Herausforderungen und die Möglichkeit, sein Wissen zu vertiefen und sein Spektrum an Fähigkeiten zu erweitern.

2. Unterrichten und Mentoring: Nachdem ein Pflegehelfer Erfahrungen gesammelt hat, kann er sich dafür entscheiden, die nächste Generation anzuleiten. Als Ausbilder oder Mentor teilt man sein Wissen, seine Fähigkeiten und seine Erfahrung mit zukünftigen Berufstätigen.

3. Management und Führung: Mit der Zeit kann ein erfahrener Krankenpflegehelfer eine Führungsrolle anstreben, wie z. B. die eines Supervisors oder Teamkoordinators. Diese Rollen erfordern nicht nur klinische Fähigkeiten, sondern auch Management- und Kommunikationsfähigkeiten.

4. Klinische Forschung: Wenn Sie neugierig sind und den Wunsch haben, zur Entwicklung der Medizin beizutragen, können Sie als Krankenpflegehelfer/in in die klinische Forschung gehen. Die Teilnahme an Studien, die Zusammenarbeit mit Forschern oder sogar die Durchführung von Umfragen zu bestimmten Praktiken - all dies ist möglich.

5. Beratung: Mit fundierten Kenntnissen kann der Pfleger als Berater tätig werden und Einrichtungen bei der Einführung oder Verbesserung ihrer Intensivstationspraxis unterstützen.

6. Arbeit im Ausland: Die Kompetenz in Wiederbelebung ist universell. Sie können im Ausland arbeiten, sei es für humanitäre Einsätze, für internationale Institutionen oder einfach, um neue medizinische Kulturen kennenzulernen.

7. Weiterbildung: Ein Hochschulstudium oder andere Qualifikationen können Ihnen noch mehr Türen öffnen. Einige Krankenpflegehelfer können sogar die Schule erneut besuchen, um Krankenpfleger oder Medizintechniker zu werden oder sich auf andere Fachgebiete zu spezialisieren.

Der Schlüssel zu diesen Chancen liegt in der Leidenschaft für den Beruf, der Bereitschaft, ständig dazuzulernen, und dem Wunsch, die bestmögliche Pflege zu leisten. Die Intensivstation ist ein Bereich, der nicht nur die Chance bietet, einen Unterschied im Leben von Patienten zu machen, sondern auch die Möglichkeit, im Laufe der Karriere viele spannende Wege zu erkunden.

SCHLUSSFOLGERUNG

Der Stolz, Pflegehelfer/in
auf einer Intensivstation zu sein

In der weiten Welt der Medizin wird die Intensivstation oft als eine der intensivsten und anspruchsvollsten Umgebungen wahrgenommen. Es ist ein Ort, an dem jede Sekunde zählt, die Fehlerquote sehr gering ist und ständig Leben auf dem Spiel stehen. Es erfordert Mut, Einfühlungsvermögen, Belastbarkeit und ein unerschütterliches Engagement für jeden einzelnen Patienten.

Jeder Tag auf der Intensivstation ist mit Herausforderungen gespickt. Doch mit diesen Herausforderungen kommen auch unvergleichliche Momente des Triumphs, Momente, in denen das Leben über die Widrigkeiten triumphiert. Diese Momente sind das Ergebnis der harten und hingebungsvollen Arbeit nicht nur von Ärzten und Krankenschwestern, sondern auch von Pflegekräften, die oft die ersten sind, die mit dem Patienten interagieren, und die letzten, die das Krankenbett verlassen.

Als Intensivpflegehelfer/in ist man die tragende Säule, auf der viele Aspekte der Patientenversorgung beruhen. Es bedeutet, sicherzustellen, dass jeder Patient unter allen Umständen mit Würde und Respekt behandelt wird. Es bedeutet oft, das erste Gesicht zu sein, das ein Patient sieht, wenn er aufwacht, und die beruhigende Hand, die ihn durch seine verletzlichsten Momente führt.

Der Stolz, als Pflegehelfer/in auf einer Intensivstation zu arbeiten, rührt auch von der Fähigkeit her, in einem multidisziplinären Team zu arbeiten, in dem jedes Mitglied eine entscheidende Rolle spielt. Krankenpflegehelfer sind die Augen und Ohren des Teams, ständig in Alarmbereitschaft, um Anzeichen von Not zu erkennen und sicherzustellen, dass jeder Patient die Pflege erhält, die er braucht.

Aber vielleicht liegt die größte Ehre und die tiefste Quelle des Stolzes in dem Vertrauen, das Patienten und ihre Familien den Pflegekräften entgegenbringen. In ihren kritischsten Momenten legen diese Familien das Leben ihrer Lieben in die Hände des Intensivstationsteams und vertrauen auf deren Fachwissen, Mitgefühl und Hingabe.

Schließlich rührt der Stolz, als Pfleger auf der Intensivstation zu arbeiten, von dem persönlichen Wachstum her, das diese Rolle mit sich bringt. Jede Erfahrung, jede Interaktion mit einem Patienten ist eine Lektion in Menschlichkeit. Es ist eine ständige Erinnerung an die Zerbrechlichkeit des Lebens, aber auch an seine Schönheit und Widerstandsfähigkeit.
Die Wiederbelebung ist nichts für schwache Nerven. Sie erfordert Herz, Kraft und Ausdauer. Aber für diejenigen, die zu dieser Arbeit berufen sind, bietet sie auch eine unvergleichliche Gelegenheit, einen tiefen und dauerhaften Einfluss auf das Leben der Menschen zu nehmen. Es ist eine Arbeit, die, wenn sie gut gemacht wird, nicht nur zur Dankbarkeit der Patienten führt, sondern auch zu einer persönlichen Zufriedenheit, die die Seele nährt.

Herausforderungen und Belohnungen des Berufs

Wenn von Intensivstation die Rede ist, wird oft an eine fortlaufende Symphonie zwischen Herausforderung und Belohnung erinnert. Jeden Tag werden Intensivpfleger mit Situationen konfrontiert, die sowohl ihre beruflichen Fähigkeiten als auch ihre emotionale Stärke auf die Probe stellen. Doch unter diesen Herausforderungen tauchen auch lichte Momente auf, stille Triumphe, die einen tiefen Eindruck bei den in diesem Bereich Tätigen hinterlassen.

Herausforderungen :

- **Emotionale Intensität:** Eine der imposantesten Herausforderungen ist zweifellos die emotionale Belastung, die mit der Arbeit auf der Intensivstation einhergeht. Patienten in kritischen Zuständen zu sehen, Zeuge ihres Schmerzes und ihrer Not zu sein und manchmal ihren letzten Atemzug mitzuerleben, kann das Herz schwer belasten.
- **Arbeitsbelastung:** Die unvorhersehbare Natur der Intensivstation bedeutet, dass Pflegehelfer ständig auf dem Sprung sein müssen, um auf eine Vielzahl von Situationen reagieren zu können.
- **Komplexität der Pflege:** Mit den technologischen und medizinischen Fortschritten nimmt die Komplexität der Pflege zu. Pflegehelfer/innen müssen ihr Wissen ständig aktualisieren und sich an neue Techniken und Technologien anpassen.
- **Schwierige Interaktionen:** Ob mit ängstlichen Patienten, aufgewühlten Familien oder sogar mit anderen medizinischen Mitarbeitern, die unter Druck stehen - sich in diesem Beziehungsgeflecht zu bewegen, ist eine ständige Herausforderung.

Belohnungen :

- **Leben retten:** Es gibt wahrscheinlich keine größere Belohnung, als direkt dazu beizutragen, ein Leben zu retten oder die Lebensqualität eines Patienten zu verbessern.
- **Anerkennung:** Obwohl sie in ihrer Rolle oft diskret sind, erhalten Pflegekräfte regelmäßig die Dankbarkeit von Patienten und ihren Familien für ihre unschätzbaren Bemühungen.
- **Persönliches Wachstum:** Angesichts so vieler Herausforderungen entwickeln Pflegehelferinnen und

Pflegehelfer Widerstandsfähigkeit und emotionale Tiefe, die ihren Charakter bereichern.

- **Kameradschaft:** Die Arbeit in einem so intensiven Umfeld schafft starke Bindungen zwischen den Teammitgliedern. Diese Kameradschaft ist eine Quelle der Unterstützung und Ermutigung und hilft den Pflegehelfern, auch die schwierigsten Tage zu überstehen.
- **Berufszufriedenheit:** Trotz aller Herausforderungen ist die Fähigkeit, einen so tiefgreifenden Einfluss auf das Leben von Menschen zu haben, eine enorme Befriedigung. Jede Geste, jedes tröstende Wort, jede Minute, die man am Krankenbett verbringt, trägt dazu bei, einen Unterschied zu machen.

Letztendlich ist die Rolle des Pflegers bei der Intensivstation ein ständiger Tanz zwischen Licht und Schatten. Die Herausforderungen sind real und manchmal erdrückend, aber die Belohnungen, ob greifbar oder nicht greifbar, machen diesen Beruf zu einer der edelsten und lohnendsten Berufungen, die es gibt.

Glossar der gängigen medizinischen Fachbegriffe in der Intensivstation

- **Adrenalin:** Hormon und Neurotransmitter, der in der Notfallmedikation zur Behandlung von Herzstillstand und schweren allergischen Reaktionen eingesetzt wird.
- **Anästhesie:** Verlust von Empfindungen, der in der Regel herbeigeführt wird, um chirurgische Eingriffe zu ermöglichen.
- **Arrhythmie:** Unregelmäßiger oder abnormaler Herzrhythmus.
- **Asystolie:** Ausbleibende Kontraktion des Herzens, oft auch als "flache Linie" bezeichnet.
- **Bronchoskop: Ein** Gerät, mit dem das Innere der Atemwege sichtbar gemacht werden kann.
- **Katheter: Ein** flexibler Schlauch, der in den Körper eingeführt wird, um Flüssigkeiten zu verabreichen oder zu entnehmen.
- **Defibrillator: Ein** Gerät, mit dem ein Elektroschock an das Herz abgegeben wird, um einen normalen Herzrhythmus wiederherzustellen.
- **ECMO (Extracorporeal Membrane Oxygenation) :** Technik, die zur Unterstützung der Herz- und Lungenfunktion bei Patienten mit schweren Organschäden eingesetzt wird.
- **Endotracheal:** Bezieht sich auf das Innere der Luftröhre und wird oft in Bezug auf die Intubation verwendet.
- **Hämodynamik:** Untersuchung der Kräfte, die an der Zirkulation des Blutes beteiligt sind.
- **Hypoxie:** Sauerstoffmangel im Gewebe.
- **Intubation:** Einführen eines Schlauchs in die Luftröhre, um die Atmung zu unterstützen.
- **Ischämie:** Verminderte oder gestoppte Blutzufuhr zu einem Körperteil, meist aufgrund einer Blockade.

- **Pulsoximeter: Ein** Gerät, das zur Messung der Sauerstoffsättigung des Blutes verwendet wird.
- **PAO2:** Sauerstoffpartialdruck, wird häufig im Rahmen von Blutgastests gemessen.
- **PEEP (Positiver Endexpiratorischer Druck) :** Atemtechnik, die verwendet wird, um die Lungenbläschen offen zu halten.
- **Herz-Lungen-Wiederbelebung (HLW): Ein** Notfallverfahren zur Wiederherstellung der Herz- und Lungenfunktion.
- **Sedativum:** Ein Medikament, das verwendet wird, um einen Patienten zu beruhigen oder ihn schläfrig zu machen.
- **Tachykardie:** Ungewöhnlich schneller Herzschlag.
- **Mechanische Beatmung:** Einsatz einer Maschine, um die natürliche Atmung eines Patienten zu unterstützen oder zu ersetzen.

Dieses Glossar ist bei weitem nicht vollständig, bietet jedoch einen Überblick über einige der Schlüsselbegriffe, die auf der Intensivstation häufig vorkommen. Für ein tieferes Verständnis wird eine Konsultation mit medizinischen Fachleuten oder eine gründliche Recherche zu jedem Begriff empfohlen.

Ressourcen für die Weiterbildung und berufliche Entwicklung

Sich in der komplexen und sich ständig verändernden Umgebung der Intensivstation zurechtzufinden, erfordert ein ständiges Streben nach Wissen und Fähigkeiten. Hier finden Sie eine Liste der wichtigsten Ressourcen, die Pflegekräften helfen, sich weiterzubilden und beruflich weiterzuentwickeln :

- Schulungen und Zertifikatskurse :
  - *Universitätsprogramme oder Fachschulen*: Viele Einrichtungen bieten Abschlüsse oder Zertifikate in Krankenpflege oder Krankenpflegehilfe mit Spezialisierung auf Wiederbelebung an.
  - *Online-Kurse*: Websites wie Coursera, Udemy und Khan Academy bieten Kurse mit Bezug zur Krankenpflege und Medizin an, die oft von renommierten Experten unterrichtet werden.
- Workshops und Seminare :
  - Die Teilnahme an lokalen und internationalen Workshops oder Seminaren ermöglicht es, praktische Fähigkeiten zu erwerben und sich auf den neuesten Stand zu bringen.
- Berufsverbände :
  - *Société de Réanimation de Langue Française (SRLF)* : Bietet Schulungen, Seminare und Konferenzen an.
  - *Association of Intensive Care Nurses (AISI)*: Bietet Ressourcen, Schulungen und Möglichkeiten zum Networking.
- Fachpublikationen :
  - Abonnieren Sie medizinische Zeitschriften und Fachzeitschriften, um sich über die neuesten Forschungen und Entdeckungen in diesem Bereich zu informieren.
- Digitale Anwendungen und Werkzeuge :
  - Apps wie Medscape oder Epocrates können dabei helfen, medizinische Informationen, Wechselwirkungen von Medikamenten und andere entscheidende Daten schnell abzurufen.
- Teilnahme an Konferenzen :
  - Besuch nationaler oder internationaler Konferenzen über Intensivpflege und Wiederbelebung, um sein Wissen zu erweitern,

Experten zu treffen und sich mit Gleichaltrigen auszutauschen.

- Online-Ressourcen :
  - Foren, Blogs und Webseiten, die sich mit dem Thema Wiederbelebung befassen, sind eine Fundgrube für Informationen und praktische Ratschläge.
- Mentoring :
  - Finden Sie einen Mentor mit Erfahrung auf dem Gebiet, der Ratschläge geben, Erfahrungen teilen und bei der beruflichen Entwicklung anleiten kann.
- Medizinische Simulationen :
  - Einige Zentren bieten Simulationen an, um Notfallszenarien sicher zu üben, was für den Aufbau von Kompetenzen wertvoll ist.
- Bücher und Lehrbücher :
- Investieren Sie in Nachschlagewerke und Fachbücher, um eine zuverlässige Informationsquelle zur Hand zu haben.
- Lerngruppen :
- Arbeiten Sie mit Kollegen zusammen, um Lerngruppen zu bilden; dies kann helfen, Wissen aufzubauen und Erfahrungen auszutauschen.

Schließlich ist es von entscheidender Bedeutung, sich Zeit für Reflexion und Wissenskonsolidierung zu nehmen. Weiterbildung ist eine Reise, und jede Erfahrung, ob formell oder informell, trägt dazu bei, eine kompetente und gut informierte Fachkraft zu formen.